用非暴力沟通
照护阿尔茨海默病患者

[波兰] 帕蒂·比拉克·史密斯 (Pati Bielak-Smith) ◎著
欧阳晓◎译　陈海燕◎审校

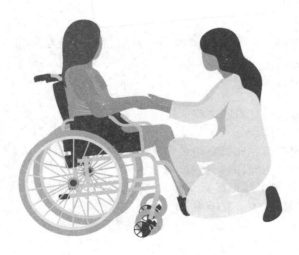

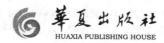

华夏出版社
HUAXIA PUBLISHING HOUSE

图书在版编目（CIP）数据

用非暴力沟通照护阿尔茨海默病患者 /(波) 帕蒂·比拉克·史密斯著; 欧阳晓译. --北京：华夏出版社有限公司，2023.9
（非暴力沟通系列）
书名原文: Dementia Together: How to Communicate to Connect
ISBN 978-7-5222-0516-8

Ⅰ. ①用… Ⅱ. ①帕… ②欧… Ⅲ. ①阿尔茨海默病—护理
Ⅳ. ①R473.74

中国国家版本馆 CIP 数据核字（2023）第 094254 号

Translated from the book Dementia Together and ISBN 9781934336182 by Pati Bielak-Smith, Copyright © January 2020, published by PuddleDancer Press. All rights reserved. Used with permission. For further information about Nonviolent Communication™ please visit the Center for Nonviolent Communication on the Web at: www.cnvc.org.

用非暴力沟通照护阿尔茨海默病患者

著　　者	［波兰］帕蒂·比拉克·史密斯		
译　　者	欧阳晓		
策划编辑	陈志姣	版权统筹	曾方圆
责任编辑	陈志姣	责任印制	刘　洋
营销编辑	张雨杉	装帧设计	殷丽云

出版发行	华夏出版社有限公司	
经　　销	新华书店	
印　　刷	三河市万龙印装有限公司	
装　　订	三河市万龙印装有限公司	
版　　次	2023 年 9 月北京第 1 版	2023 年 9 月北京第 1 次印刷
开　　本	710×1000　1/16 开	
印　　张	13.5	
字　　数	144 千字	
定　　价	49.80 元	

华夏出版社有限公司

网址: www.hxph.com.cn 地址: 北京市东直门外香河园北里 4 号　邮编: 100028
若发现本版图书有印装质量问题，请与我社营销中心联系调换。电话：（010）64663331（转）

献给

我的祖母艾琳娜

为她敢于袒露自己的脆弱

献给

圣雄甘地

为他的非暴力主张

|简体中文版作者序|

当我提笔为中国读者撰写这篇序言之时，不禁感慨光阴似箭，距离英文版的首次出版已经三年多了。

2020 年初始，我们几乎还不知道新冠病毒感染的全球大流行将在多大程度上影响我们所有人。然而，虽其性质与失智症截然不同，但这又是一种影响了全球数百万人的疾病。

虽然新冠病毒感染与失智症的症状及治疗过程完全不同，但它们波及的范围都很广。

当然，世界各地有大量人同时遭受到了新冠病毒感染和失智症的影响，从而也使两者的症状进一步恶化。

这场灾难对于本书所阐述的原则而言是一次真正的考验。读者有机会（通常是身处绝望之中）去尝试书中介绍的方法，尤其是面临隔离和联络受限时，在这些情况下人与人之间的交流比以往任何时候都更艰难。

在这样极富挑战的特殊时期，Puddle Dancer 出版社以及我本人收到了许多关于这本书如何让身处危机中的读者以及他们的家人获益匪浅的故事。事实再一次证明，非暴力沟通（NVC）的原则有利于、并支持人与人之间的连结，尽管这个过程并非一帆风顺。

罗克西·曼宁博士在她的文章"面对新冠病毒感染的同理心和强有力反应"中强调：当我们满怀好奇，并心甘情愿地被引导到需要所在的地方，我们可以相信我们所提供的帮助是真正被需要的，并且我们想要服务的那个人更有可能从我们的服务中体会到对他们的尊重，他们的能力更有可能被看到。在一些我们可以提供服务的情境中，NVC 的效果尤为显著。

同样，当面对失智症时，我们也可以采用一种富含同理心、强有力的应对方式。当我们对"需要在哪里"这个问题保持敏感时，我们很可能会发现，其实失智症患者的需要与我们自己的需要并无区别。古老的中国智慧认为"真正的智者是无我的，别人的需要就是他们的需要"。

这种无我智慧的根源在于认识到我们自己也很重要。面对失智症，我们会在绝望的深渊之中赫然瞥见那闪光的智慧。所以，与其转身离开，不如迎面而上。你可能会意外地在你的内心发现一泓慷慨之泉。

亲爱的读者，我希望你们会被自己建立连结的能力惊艳到。这本新出炉的中文版会帮助你们开启这次惊喜之旅。

借此机会，我想谢谢这本书的中文译者欧阳晓、华夏出版社、刘轶还有其他帮助这本中文版问世的同仁们。

帕蒂·比拉克·史密斯

2023 年 7 月

| 序 言 |

可以说，失智症是人类在 21 世纪上半叶要面临的一个重大挑战，与之并列的还有气候变化、内战和人口迁移等问题。国际阿尔茨海默病协会预测，到 2050 年，全球的失智症患者数量将从目前的 4680 万增加至 1.315 亿。这份统计数据包含那些因患有一种或多种疾病而导致记忆衰退及其他心智能力受损、日常生活受到影响的人，这些疾病被定义为失智症（包括阿尔茨海默病和血管性失智症）。与患者数量相当的其家庭成员和友人将承担照护者的角色，他们的身心健康所面临的风险也随之增加。

不过，这些数字的背后仍有一线曙光。失智症患者人数的增加源于全球范围内有越来越多的人寿命延长，所以进入失智症患病概率最高的年龄段（75 岁及以上）的人数也增多了。然而，有迹象表明，各年龄段的失智症人群比例可能都在下降。这也许得益于人们的心脏健康水平和健康教育程度都普遍提高，再加上减少吸烟、加强运动和建立健康的饮食习惯，以及采取社交和大脑刺激等一系列预防措施，预计未来患失智症的人口数量将呈下降趋势。尽管目前可用的药物效果有限，但全球仍在积极努力地寻找有效的治疗方法，这将有望带来转机。

然而，不管未来怎样，数百万人都将与失智症相伴余生。我们希望能找到一种方式让他们可以走出阴影，享受幸福安康，过上有品质的生活。已有切实的迹象表明，这是有可能实现的。过去 10 年里，在被诊断为失智症的群体当中，有人成长为杰出的自我倡导者，在各个媒体发表演讲，撰写畅销书，并为相关政策和服务的发展贡献一己之力。这样的人不在少数，在美国、加拿大和整个欧洲都有自助和互助小组的网络，他们都在传递同一个信号：患上失智症并不代表世界末日的到来。随着创建失智友好社区运动的兴起，这些互助网络已悄然改变了我们对失智症人群的固有观念，公众对失智症的态度和认知即将迎来一次巨大的变革。

失智症患者坦言，他们并非总能"带着失智症好好地生活"，他们也会焦虑、情绪低落、挫败、愤怒、苦恼、彷徨、自我怀疑、绝望、不安、对未来充满恐惧，或为失去而难过。随着记忆力逐渐退化、人际沟通困难重重，自我情绪管理这样一件原本很自然的事也变得越来越富有挑战性。需要依赖他人的滋味并不好受，这种独立性的丧失可能会威胁到患者的自我身份认同和自主性。面对失智症带来的一系列变化，社会心理学家汤姆·吉特伍德针对如何维持失智症患者的"人格"，提出了**以人为本的照护方式**。该方式重视个人价值和创造积极的社交环境，一切从患者的角度出发。这已经在如何更有效地照护和支持失智症患者这一领域中成为主导思潮。

令人惋惜的是，很多失智症患者似乎并未得到或体验到以人为本的照护。这种理念看似简单，实践起来却相当有难度，本书一针见血地指出其中的缘由以及我们可以如何处理和操作。

吉特伍德指出，人本主义的照护模式依赖于失智症患者和照护者之间的关系。所以有（至少）两方参与其中，照护者的个性、敏感度、同理心、理解力、恐惧、焦虑、不安全感以及损耗，对于照护结果的影响，和失智症患者认知功能的障碍是同等重要的。

　　所以，一些失智症照护专家更倾向于使用**关系导向的照护**这一说法，而不是**以人为本的照护**，还有一些人试图对两者进行区分。在我看来，吉特伍德的"以人为本的照护"理念从始至终都是建立在关系的基础之上的。他认为，有认知障碍的一方需要他人帮助自己维护其身份和记忆，并确认自我感受，可见，人格是在人际关系中得以维护的（或反之被削弱）。

　　在本书中，帕蒂·比拉克·史密斯与我们分享了她作为居家照护人的经历以及她与失智症患者之间亲密无间的动人故事。故事说明我们需要理解和承认，一个人所体验的所有生活过程和经历才形成了我们所看到的这个人。帕蒂指出，沟通和连结将帮助我们实现以人为本（或关系导向）的照护模式。沟通不仅仅是"听懂"失智症患者，也不只是"让他们理解"，它还是一个双向的过程，是照护者悉心地聆听——听对方说的话，听那些沉默的时刻，听非语言的暗示，以及最重要的，要带着细腻和敏锐的心去倾听患者背后的感受。

　　几年前，内奥米·费尔在认可疗法相关的著作和教学中，首次提出要倾听失智症患者的感受。她还强调，照护者需要集中注意力，排除其他干扰，全神贯注地投入人类深层次（吉特伍德称之为"我-你"的关系）的沟通、互动和连结中。这些倡导中肯而及时，与本书的整体框架融为一体，很具有启发性。

　　说到本书所基于的框架——非暴力沟通，这是我之前在失智症治疗领域中没有遇到过的。一般来说，我不喜欢用否定的语言来定义事物。例如，我更愿意说心理社会干预，而不说非药物干预。听到"非暴力沟通"这个词，照护者的第一反应可能是会说他们已经在这样做了——毕竟，他们是绝对不会对被照护者使用"暴力"的。

是的，他们有时候急于处理各种琐事而没时间多做解释，有时候他们说话的姿态确实有点高人一等，有时候如果对方不愿意换上干净的衣服，那他们可能需要自己动手，或者不得不使用一些药物让对方安静下来……但说到暴力，那绝对不可能。

但是，抛开这些标签，值得我们去发现的是，在贯穿本书的框架中，沟通被视为带来连结的交流。其中介绍的很多原则和技巧对于失智症人群的照护工作是非常契合的，包括在关系互动中寻找乐趣，有时候，在最简单的互动中也能找到幽默和快乐的元素。但归根结底，非暴力沟通似乎与和平有关。帮助那些要伴随失智症一起走向生命终点的患者和那些支持、照护他们的人找到内心的平静，这个目标很有价值，我们应当全力以赴。

鲍勃·伍兹（Bob Woods）

英国老年人临床心理学荣誉教授

英国班戈大学威尔士失智症服务发展中心

不断加强的连结

失智症和我之前所认知的完全不同。

在真正接触失智症之前，我认为它与"衰老"（失智症患者多为老年人）和临终有关。我还认为，它只会影响很少一部分人，是无足轻重的。

后来我才知道，这两个解读都错了。与失智症患者共处的工作经历彻底颠覆了我对它的认知——真实的失智症与我之前所知道的截然相反。

我刚接触失智症时的感受只能用一个词来形容：新奇。不是坏，也不是好，而是面对一个全新事物的感觉。它令人痛苦。尽管人们都说它是一种"慢性死亡"和"致命疾病"，但我与患者相处的经历却使我的生命更加充实。我相信，这份关系也为他们的生活注入了更多活力。

我并不是唯一一个经历这令人惊奇的生命火花之人。一位失智症患者的家属告诉我，这个疾病为她和母亲开启了一扇新的沟通之门。母亲患病之后，她既经历了前所未有的恐惧，也重新感受到了生命的活力，两者都是全新的生命体验。即便在与不同的患者相处和工作一段时间之后，我依然能经常获得这种新鲜感。这种体验并不会随着时间的流逝逐渐淡化，而会一直保持新鲜，因为你永远不知道接下来会发生什么——谁会受到影响、什么时候受到影响以及受到什么影响。比如，越来越多被诊断为失智症的患者只有三四十岁（因此，我觉得"老"人才会得失智症的看法并不正确）。

另一个让我震撼的是失智症对这个世界的影响。还是用一个词来形容：巨大。这不仅是指当前和未来可预期的失智症患者的庞大数量，更是指失智症给患者本人以及他们身边的人的生活所带来的重大影响。

全世界大约有5000万患阿尔茨海默病或其他类型疾病的失智症患者。这本书是写给爱护、关心或照顾这5000万患者的另外5000万人的。因为在每一位患者生病的某些阶段，都至少有一个人在照顾他。而通常的情况是，不止一个人关心患者，也就是说，至少有一亿人此刻正直接或间接地受到失智症的影响。

我在本书中谈到的照护者，不仅指那些提供护理或照护的人，还包括那些单纯只是关心失智症人群的人。

我是一名失智症照护人员。5年来，我照护了好几位患者。我既不是保健专家，也不是护士、医生或学者，但作为一名专业的失智症照护者，我在日常护理中经历了很多带来挑战的时刻，比如大门紧闭之后（此时患者卸下了在来访者面前保持的礼貌）、医务人员离开后（患者不用再维护一个好形象），还有一些奇怪的时候（当患者分不清白天和晚上时）。

我在书中分享了失智症给我带来的一些影响——无论是作为一名专业的照护者还是我曾外祖母的外曾孙女。我发现不论是在专门的照护机构还是在家庭当中，每个患者的体验和状态都不一样。所以他们的照护者所采取的照护方式也应该是因人而异的。每一段关系都不一样，但其本质上都是一种助益性关系——一方提供帮助，另一方接受帮助。每个人的技巧可能有所不同，而沟通是助益性关系的核心。

卡尔·罗杰斯是人本主义心理学的创始人之一，他的大部分研究都致力于确定助益性关系的要素。他的研究表明，助益性从根本上来说和两个人之间的关系有关："助益性关系可以定义为关系中的一方力图使另一方或双方都变得更能赏识……个体潜在的内在资源。"

照护本质上是一种助益性关系。遗憾的是，我们通常只简单地把它当作提供给受苦一方的服务，把它看作一条单行道。这是我在本书中想要挑战的观念。

失智症确实会挑战我们惯常看待世界的方式。我第一次遇到这种挑战是我的曾外祖母玛利亚患上血管性失智症的时候。我认为这种病和死亡有关，毕竟曾外祖母去世就是因为失智症。直到最近我才意识到，失智症不仅仅意味着失去，它还具有更多的意义。事实上，我与那些失智症患者的关系让我的生命更充实，工作更有活力，心灵更强大。面对失智症如此巨大的挑战，我的心必须要变得更强大。

成为一名专业照护者时，我已经开始学习非暴力沟通了。非暴力沟通认为沟通是一条双行道，而不是单行道。一路践行下来，我发现自己可以更容易与他人建立连结了，而且关系中的每个人都能从中受益。

马歇尔·卢森堡博士于 1984 年建立了国际非暴力沟通中心，他创立的非暴力沟通是基于卡尔·罗杰斯关于助益性关系的学说。卢森堡博士将包括犹太教、基督教、苏菲教和佛教在内的世界各民族的传统智慧融会贯通："非暴力沟通中所整合的一切内容，来自那些传承了几百年的有关意识、语言、沟通技巧和权力运用的智慧结晶，这些传统智慧让我们即便身处困境，也能保持对自己和他人的同理心。"

与失智症患者一起生活为我带来了很多困扰。当我面对我的第一位患者客户时，我迫切地需要一些方法和指导。在这种状态的驱动下，我将 8 年的非暴力沟通学习经验和 5 年的失智症照护经验有机地结合起来。那段时间，我有大量的机会学习如何将非暴力沟通运用在失智症的日常照护工作中。有时候它简直就是我的救命恩人。

我写这本书是为了帮助那些失智症患者的照护者、朋友或家人，希望他们能在和患者的关系中寻找到更多的活力和连结，让自己感到更加轻松。书中呈现的视角和原则得到了世界各地的非暴力沟通老师和践行者们的共鸣。他们中有的是失智症患者的亲人，有的是专业的照护者。

书中这些真实的故事有的发生在英格兰和威尔士（我工作的地方），还有的来自我采访的非暴力沟通的践行者们，他们来自美国、澳大利亚和欧洲大陆，他们也发现非暴力沟通对失智症照护有着重大的价值。它能让关系起死回生，能打开一颗封闭已久的心灵。通过这些经历，我们相互学习——从一同践行非暴力沟通的伙伴身上学习，从失智症患者身上学习。因为，这是一条双行道。

　　书中提到的人物都是真实的，不过为了保护他们的隐私，我对患者的名字和一些个人信息做了修改。在不曝光过多个人信息的前提下，我尽可能如实地呈现与他们的互动过程。因此，无论是基于我所记得的对话还是访谈录音，所有故事都是用我自己的语言来讲述的。我采访的非暴力沟通实践者，有一些人选择了匿名，另一些人则允许我使用他们的真实姓名。

　　即便关系中的一方受到了失智症的影响，关系双方也依然可以建立一段令人满意的、深入连结的关系。这并非否认困难的情绪或日常挑战的存在，而是利用它们为建立连结铺设一条坚固的道路。我们可能无法左右一个人的病情，但我们可以利用相处的时光经营一段健康的关系，让彼此的生命更美好。这就是我所说的**失智照护关系**——一种更多关于生命和成长，而非关于能力丧失或认知障碍的关系。在这种关系中，照护者和被照护者的需要都要考虑，它们同等重要。

　　在本书中，你会读到一些人与人之间如何交流、如何建立连结的故事。这种连结包括由衷地给予和接受两方面。在非暴力沟通的世界里，二者缺一不可。

　　如果这些故事让你有所启发，你也许会有兴趣深入地学习非暴力沟通。这是一种可以通过规律练习逐渐加强的技能。

　　就算你并不打算深入学习非暴力沟通，本书介绍的一些原则也会帮助你重新调整与失智症患者的关系——让你更多地关注生命，而非疾病。这本书所依据的基本原则就是，沟通在于连结。

　　本书第一部分"看见关系"，旨在阐明为什么在与失智症患者的关系中，连结如此重要。

　　第二部分"亲自体验"，介绍一些与自己连结、珍视自己的需要和自我同理的方法。

　　第三部分"用心倾听"，介绍一些与失智症患者建立连结的方法。

　　失智症会打破我们的惯性思维。失智症会带来很多沮丧和恐惧，很多时候确实让人很挫败，但请不要失去理智。将注意力放在如何与患者建立连结上，这能让双方回归生活，立足当下。你会看到表象之外的真相，那时你会忽然醒来，似乎闻到玫瑰的芳香，品尝着连结所带来的甘甜，你要用心倾听，用触摸宣告你的存在。正如一位诗人所言："这个世界充满了奇迹，它们正静静地等待我们意识的苏醒。"

目录 Contents

DEMENTIA TOGETHER

第一部分
看见关系

第 一 章

承认所发生的

我会看到什么呢？我不知道。

在某种意义上，这取决于你。

——斯坦尼斯拉夫·莱姆，波兰作家

我的朋友露西娅年轻时从南美洲移民过来，如今定居在欧洲。她每年只能回家探望母亲一次，有一年她回到家中，发现母亲出现了一些失智症的征兆。

"你在哪儿？你在吗？"

"是的，妈妈，我在。"

"我看不见你呀。"

"因为你闭着眼。你得睁开眼睛才能看到我。"

露西娅的母亲忘了睁眼才能看见东西。因为失智，她丧失了这种基本的意识。

失智症这个词用来表示因疾病引起大脑受损而出现的一系列症状。影响大脑的诸多因素都有可能导致失智，这些症状是循序渐进的，刚开始的时候通常进展缓慢而且不易被察觉，之后会越来越明显。病因不同，进展速度也不同，有快有慢。

失智症对很多人而言，意味着一点一点地失去挚爱的亲人，随着照护者彻底地放弃，患者渐行渐远，直至离去。失智症总是与"分离""离开""永别"这些字眼联系在一起。

你并不会抛弃你爱的那个人，但你却感觉那个人已经离你而去。你们之间曾有的亲密无间一去不复返，或你一直苦苦期盼的那份亲密最终也不能如愿到来，你会感到无比孤独，你觉得一切都为时已晚。这只是一种看待它的方式，但这就像是闭着眼去看它，抑或是被泪水模糊了双眼。

眼睛是心灵的窗户。一颗受伤的灵魂会拉上窗帘，但如果你不睁开眼，光就无法照进来。你看不到那个你日日牵挂的人其实还在那里，你们的关系也还在那里。但首先你得承认他们得了失智症。

容易被忽视的

我们经常忽视的四个关键点如下：

第一，疾病本身。失智症是一种近乎隐形的病。它没有绷带、轮椅、助行器这些明显的外部特征。它刚开始的时候进展很缓慢，让人不易察觉。每个患者的体验都不尽相同。一个人是否患有失智症，我们单看其外表是无法判断的，说它隐形确实不为过。

第二，失智症患者。因为一旦确诊，人们很容易把注意力聚焦在疾病而不是患病的人身上。

第三，照顾失智症患者的人。

第四，患者和照护者之间的关系。二者之间始终存在着一种关系。

茫茫人海中，我们很难一眼就发现谁患了失智症。即使到了疾病晚期，它对人的影响也是非常微妙的。但最终，有些东西开始消失了。一些特定的技能、词汇、常识莫名其妙地就从这个人身上消失了。而具体到哪种技能退化或者退化到何种程度，这是因人而异的。也就是说，失智症的表现形式没有一个统一的"标准"。不过，一般来说，记忆下降和语言退化是两种常见的症状。

一个成年人大约认识 30000 个词，忘掉几百个词会怎样？无论对患者本人还是他们身边的人来说，影响都不是立刻显现的。著名作家阿加莎·克里斯蒂、艾丽丝·默多克、特里·普拉切特在意识到自己患了失智症之前，其作品里其实已经显露出语言退化的痕迹。当时就算是他们最忠实的追随者都不曾注意到，直到这些作家被诊断出失智症，甚至在他们去世之后，人们才开始研究他们的小说。

时间的概念也变得很微妙。圣·奥古斯丁曾有一段名言："时间是什么？倘若没人问我，我很清楚。一旦问起，我便茫然。"也难怪失智症患者会被"一年""一天""一辈子"这些时间名词弄得晕头转向。他们不确定自己生活在哪一年；他们把日夜混淆；和大多数人一样，他们觉得自己比外表看起来更年轻，但不同的是，他们如果觉得自己是 20 岁，那他们就会相信自己一定是 20 岁。

一个人如果越来越频繁地出现说话忘词、忘带钥匙、乱发脾气等这些情况，严重到一定程度时，他们的家人就会带他们去就医。他们刚走进诊所时，医生并不会认为他们有何异常，最多只是觉得他们有些健忘。医生面对面地和他们打招呼："请坐，琼斯先生。"可一旦他们被确诊，世界就变了，大家开始用第三人称指代他们，就好像他们压根不在现场："恐怕琼斯先生出现了一些阿尔茨海默病的症状。"一旦失智症这个诊断浮出水面，它就会力压群雄，成为全场的主角。确诊之前，看不到失智；确诊之后，只看见失智。

为什么你们谈论我的时候就好像我不存在一样？琼斯先生可能会疑惑。这一刻，这个人好像在失智症的背后消失了。我认识的一个朋友就是这样。

躲在失智症背后的人

失智症就像一顶隐形帽——戴上它就能隐身。确实如此，一个人如果患上了失智症，过一段时间他就会不知不觉地变成家庭生活中的隐形人。患者在家务活方面帮不上什么忙，也跟不上其他人聊天的节奏，还被朋友们慢慢疏远，他们逐渐变成背景一样的存在。在我的家族里，患上失智症的那个人就是我的曾外祖母，家人都叫她玛利亚祖母。

我十几岁的时候才意识到我对曾外祖母几乎一无所知，那时她已经90多岁了。她和她的女儿，也就是我的祖母一起住在一套两居室的旧公寓里，我每周都会去那里，但我对曾外祖母没什么印象，她永远都像影子一样安静。我想她已经习惯了游离在众人之外。我只记得她默默地往返于卧室和厕所的样子，另外就是在一年一度的家庭圣诞聚会上，她一言不发地坐在角落里。

家里每个人对玛利亚祖母似乎都是敬而远之，与她没有过多的交流。至于我，我只记得和她有过一次真正意义上的对话，除此以外，再也想不起其他的互动了。在本书后面的章节，我们会讨论人类记忆中一个很奇特的机制，那就是我们倾向于记住那些对我们个人有特殊意义的事情。我接下来将要与你们分享的故事不是什么惊天动地的大事，也不是我们家族里多么了不起的历史，但它之于我意义非凡，因为它表明了我是如何在曾外祖母真正去世之前就永远地失去了她。从某种角度来说，她在真正离开这个世界的很多年之前就已然离开了我的世界，那是一段让我刻骨铭心的往事。

我十几岁的时候，突然意识到自己对家里这位神秘的长辈所知甚少，于是决定要多陪陪她。这突发的决心可能是由于有一次我在学校受到了家族树状图作业的刺激。每当我向大家介绍我这位尚在世的年近100岁的曾外祖母时，大家脸上那不可思议的表情让我至今记忆犹新。在当时，有一位如此年长的老人是很不寻常的，你要知道，其实我们和那些经历过"二战"的人只隔了一代，而我的曾外祖母则"有幸"经历了两次世界大战。

我不能再浪费时间了。虽然我一直都会定期去祖母的住处，但印象中我只专程去看望过曾外祖母一次。

那天我敲开她的房门，礼貌地询问是否能和她待一会儿。那天我是怀揣着一个传承家族历史的秘密使命去的，对当时的我来说，她就像一部活着的历史。她看起来就像过去的年代，她的举止、声音甚至气味都像过去的年代。走进她的房间就像经历时光穿梭，进入一段活色生香的、比任何一本旧历史书都更鲜活的过去。没错，和曾外祖母真正交流的机会来了！

　　我永远都忘不了她当时脸上洋溢的光芒和喜悦，她招呼我进入她的房间——她的领地。她看上去专注而敏锐，神情间却又略带一丝落寞。我进去时，她什么也没说，也没示意我坐在哪里，我就在她旁边的沙发上坐了下来。

　　我提出了一连串有关她和我们家族的问题，她显得饶有兴致，脸上挂着笑意，上身挺直。她告诉我，她的一些表亲在"二战"后逃到了波兰北部一个偏远的地区，她很希望能去探望他们。

　　我又好奇地问了她一些问题。我问她小时候玩什么游戏，以前有没有电视，如果没有电视可看，她晚上会干什么。她回答道："'二战'后，我的表亲逃到了北部。我这一辈子都想去看望他们。"

　　我整个人都呆住了。她不知道自己在重复吗？我想她可能没听清我的问题，老人都有点耳背。于是我又问了一遍关于电视的问题，她就像头一回说似的，又从头到尾讲了一遍她表亲的故事。

　　我像被人当头泼了一盆凉水，聊天的兴致顿时全无。我心中充满疑惑和尴尬，一时不知该如何是好。最糟糕的是，我感觉我与她之间的纽带啪地断开了。她是她，我是我，我们形同陌路，不再是血浓于水的亲人。那种感觉很难受，明明有一个人在身边，我却有种只身一人的孤单感。

　　曾外祖母虽近在咫尺，我却觉得她很遥远。

　　她好像被困在了过去。虽然我对她的过往很感兴趣，但我不能理解她为什么老是围绕着同一个话题原地打转。我想比较一下过去和现在有何不同，可是她好像对现在一无所知。

　　我们之间相隔很远，以至于我们的言语无法穿越时空，进行交流。那这样的谈话还有什么意义?

我想,如果她都不知道自己在说什么,那她也许也不清楚我是谁,我们在哪儿,或者完全不了解这一切的意义。我不仅感到谈话变得索然无味,也感受不到任何温暖和亲密。我一边机械地点头,一边伺机离开。很奇怪,她只不过是把一个故事重复了好几遍,但我却觉得她拒绝了我。

曾外祖母翻来覆去地重复,她对此还不自知,这让我开始质疑有关我们关系的一切,质疑这一切背后的意义。不幸的是,我开始把她当成一个机器人——一台没有意识和价值的机器,她只是呆板地重复着她那个陈旧的故事。我想,她大概就是在鹦鹉学舌般地讲述着以前那个她遗留下来的、由一连串信息字节组成的、刻印在她脑海中的故事。当时的我觉得,人如果没有短时记忆,就失去了存在的价值。

我同样礼貌地离开了她的房间,只是进来时满怀希望,此刻却只剩绝望。

之后,对那段经历我总是用一个草率的论断敷衍了事:嗯,是的,她就是年纪大了。我当时一点也不知道,我的曾外祖母是在中风后患上了失智症,很可能是血管性失智症。我不确定如果我当时了解她的病情,我的反应会不会有所不同。我猜我也许会稍稍改变一下我的措辞:嗯,是的,她得了失智症。也就是说,对此我无能为力。所以尽管我知道她就在那里,但并不指望我们俩能有交集。

她可能只是失去了意识,而我失去了自己的本心。我们就这样失去了彼此。

可这原本可以有不一样的结局。

我希望通过本书将我学习和践行的经验分享给你们，即如何与失智症患者保持心与心的连结和沟通。要做到这一点，你需要看到失智症背后的患者，还要看到另一个人——你自己。

隐形的照护者

失智症患者的照护者像患者一样隐形。因为乍看之下，失智症患者似乎并不需要照顾。

他们不像小孩子，身边一直有人照顾。如果我们在大庭广众之下看到一个孤零零的小朋友，我们会纳闷他们的父母去哪儿了。妈妈呢？爸爸呢？其他的家人在哪里？我们觉得他们应该就在附近。小孩子需要有人提供食物和庇护，保证他们的安全。大人的陪伴对孩子们来说也同样重要——倾听孩子们的需要，和孩子们一起嬉笑打闹。每一个孩子都需要与人交流和连结。当我们看到小孩子自己一个人待着，我们总觉得好像缺少了些什么，或者说是少了一个人的存在。

失智症患者的照护者非常没有存在感，以至于他们在或者不在，人们都注意不到。然而他们同样是不可或缺的。失智症患者当然不是小孩子，但每位患者身后，都有一位照护者默默地守护着。可是如果在大街上看到一位落单的晚期失智症患者，我们是否会问：他的照护者呢？

很可能不会。除非我们非常了解失智症对一个人的影响，否则就算看到他们身边没有人陪伴，我们也不会警觉，对吗？这与我们看到孩子独自一人时的反应大不相同。

然而，照护者对于一名失智症患者来说非常重要，就像家长之于孩子一样。不同的是，失智症患者的照护者对周围的世界甚至患者本人而言是隐身的，这赋予了这个角色更多的挑战。对于那些不了解照护失智症患者需要做些什么的人来说，这个角色和其要做的工作是无足轻重的。

照护者就像生活的助推器，然而大部分时间里，这个角色和失智症本身一样无法被人看到。我们考虑过一位失智症患者是如何扛过他的一天的吗？一年呢？连冰箱门都忘了怎么开甚至忘记自己需要吃饭的他们，是怎么解决一日三餐的呢？是谁从早到晚要回答一个又一个无休止的问题，而且常常是不断重复的同一个问题呢？

失智症的症状在外人看来并不明显，所以失智症患者表面上与普通人没有太大区别。甚至，病人自己都不觉得自己有问题。我没事，我能自理，琼斯先生可能会这样说。就算忘了付账单，忘了喂宠物，他们依然觉得自己没问题。确实，在失智症的早期，很多患者都可以自理，不需要有人照顾他们的日常起居或保证他们的安全，但这种状态不会持续太久。

总有一天，失智症患者会逐渐丧失处理日常事务的能力，比如做饭、洗衣服、开车或处理日常开支。对此，他们可能浑然不觉，因为随着这些能力的丧失，他们也逐渐失去对进行这些日常活动的必要性的认知了。但他们的照护者会处处留意，并随时准备对他们施以援手。

　　照护工作可以指一个人身体力行地帮助另一个人完成日常饮食起居，也可以指对照护工作进行规划和指导，同时管理患者从付账单到回复电子邮件等所有的生活琐事。我在本书中提到的照护者，不仅指那些提供照护的人，还包括那些关心失智症患者的人。在本书中，我用"照护"来指代两种类型的照顾，其中任何一种护理形式的工作量和工作内容的繁杂程度，都是超出一般人想象的。

　　我留意过是谁在服侍曾外祖母吗？我是否好奇过是谁不厌其烦地听她一遍又一遍地讲家人逃到北部的故事呢？又是谁一天到晚对曾外祖母有求必应？我知道祖母承担了照顾曾外祖母的所有工作吗？我和祖母很熟悉，我也很爱她，可我竟对她如此巨大的付出视而不见。她肩上背负的重担——24小时不间断的高强度的工作负荷，是旁人难以想象的。

　　除了照护本身那些无休止的烦琐工作，照护者还得接受在周遭环境和外人眼里甚至在那些后知后觉的家人和朋友的心目中，自己是可有可无的这一令人心酸的事实。因为失智症患者经常意识不到自己的病，所以就连他们也会忽略那个整天在身边陪伴和照顾自己的照护人。这些照护者"仅仅"被看作丈夫或妻子、儿子或女儿、朋友或邻居，患者没有意识到这些人如今还承担着照护者的角色。

　　照护工作如此难以被看到，照护者本人甚至都可能忘记自己是个照护者。他们没有意识到自己已经担负起一个额外的角色，承受了一份额外的付出。当他们忽视自身的需要和对他们个人很重要的事（也许他们不知道如何才能让每个人的需要都得到满足）时，最后他们将身心俱疲，心灰意冷。而最痛苦的莫过于与那个他们全心全意照顾的人断开连结。

照护是发生在两个人之间的事，但对很多照护者来说，这条路是孤独的。世俗对照护者的要求往往是苛刻的，要求他们在任何情况下都要充满爱和慈悲，任何时候都要机智聪慧，能永远保持耐心和温柔。你对自己也是这么要求的吗？

照护（caregiving），顾名思义，意味着付出（giving），付出时间、辛劳和精力。你所付出的似乎远远多于你所收获的，时光流转，这条孤独的单行道会越来越曲折，越走越艰辛。

我希望你能通过阅读这本书，不仅看到你需要什么，而且看到你正在或可能获得的是什么。换言之，不仅要学会如何更高效地给予爱和关怀，还要学会从你照顾的人那里接收礼物。要学习如何丰盈你的生命。

关系是一条双行道

这本书，以及我照护失智症患者的所有经历，都是基于非暴力沟通的基本原则。非暴力沟通教会人们通过由衷的给予和接受来建立彼此的连结。这在沟通过程中转化为诚实表达和同理接受。

如果你已经能够关心、爱护或尊重一个人，那么你是否知道如何从对方那里得到关心、爱护和尊重呢？在与失智症患者的沟通过程中可能会遇到很多障碍，比如语言障碍或认知障碍，但这并不代表他们无法给予。

　　每一段关系的核心都在于沟通，而沟通本质上是双向的。如果说我写这本书是想达成一个心愿，那就是帮你学会从照护关系中获得更多的滋养。

　　失智症患者虽离不开照顾，但他们不是小孩子，他们可以成为照护关系中的合作伙伴，在很多方面给予你帮助和支持。他们非常渴望贡献自己的力量。一位名叫安东尼·德梅洛的耶稣会牧师曾说，老人经常感到孤独，并不是因为自己的忧愁没有人分担，而是因为生活里只剩下自己那一点点忧愁需要承担了。这就解释了为什么这么多失智症患者认为自己没有用，觉得孤单：因为他们希望自己能够做出一些有意义的贡献。就算他们在家务事上帮不了什么，他们也仍然可以陪伴你。对家庭做出贡献不一定要用双手劳作，也可以是用心付出。

　　如果时光可以倒流，多希望年幼的我当时能与失智症背后的曾外祖母真正地相遇。我多希望我和她之间能拥有像之后的岁月里我与其他失智症患者之间的那种关系。而那时的我只知道"她糊涂了""她精神恍惚"。那个时候的她在哪儿呢？她就像茫茫宇宙间被流放的一颗星球，无迹可寻。我找不到她，也因此失去了她。我不会沟通，所以最终切断了我们之间情感的连结。在那次难忘的交谈之后，她在我的生活中消失得无影无踪，就好像已经离开了人世，但其实在那之后她又活了两年。

　　失智症并没有斩断我们之间的连结，是我内心的疏离导致了我们的关系走向悲惨的命运。一旦承认我们与他人之间的连结断开，我们便可以做些什么了。

断开连结令人沮丧

失智症对一个人的思维和记忆存在着诸多影响。它会影响人们日常的短期记忆；它会让人很难制订计划、集中注意力或者统筹安排；它会影响语言的使用、人们的视觉空间能力，以及人们对时间和位置的判断。有时，患者还会出现幻觉或妄想。失智症也会让人喜怒无常。但尽管如此，**失智症并不会导致人们之间断开连结**。

断开连结（断联）是一种内心封闭、游离的状态。

失智症的各种症状，例如情感退缩、情绪波动、注意力和自驱力下降，往往都与断联有关，但患上失智症并不一定会发生断联。

断联意味着疏离，它会弱化人与人之间的连结。与他人之间的那份连结感会让我们觉得生命有意义，而与此相反，断联会切断那条珍贵的心灵纽带，与之相伴相生的鲜活也会一并被带走。最终，那些处于断联状态的人会渐渐远离人群，尽管他们看似依然与家人朝夕相处，但他们的精神早已缺席。断联的人是无法体会到与他人在一起时的那种"亲密感"的。

断联是令人沮丧的。这种情形对失智症患者和他们身边的照护者而言，发生的概率是一样的。在任何一种关系中，任何两个人之间，无论有没有涉及失智症，连结都有可能断开。很多失智症患者体会到离群索居的孤独感和分裂感，并非是因为失智本身，而是源于连结断开。很多时候，对于失智症患者来说，与他人断开连结才是痛苦最深的源头。这种痛苦会进一步令他们的病情恶化。他们的身心越匮乏，就越依赖他人，越需要照顾，就越无法配合照护者的工作。最终，每个人都将耗费更多的时间、精力和金钱，让人心力交瘁。最后又是谁来为此买单呢？通常是照护者会为此付出沉重的代价，这使照护工作更加艰难，令照护者与患者的关系更煎熬。对断联置之不理，只有坏处，没有好处。

只有我们承认发生了断联，才能找到更多的应对策略。除非有人提出问题，否则永远不会有答案。这是一样的道理。

我们如何与失智症患者建立连结呢？这个问题可以激发我们的想象力。我不是让你天马行空地胡乱想象，而是让你实实在在地想象切实可行的事——保持好奇的同时脚踏实地地想象。就算两人之间的其中一人是失智症患者，他们也有可能建立一段令人满意的、心心相印的关系。下一章我会分享我在生命当中如何与人建立这种连结的四个故事。本书的其他部分将会探讨你如何与你照护的对象进行沟通并建立连结。

露西娅和她的母亲冲破失智症、地域距离、生活方式及文化不同所带来的重重阻碍，二人的关系重获新生。露西娅知道自己之所以能挽救这份关系，靠的并不是运气。她结合非暴力沟通和个人的修行，从疾病中获得领悟，与母亲保持了一份有品质的连结。这得益于一些技巧和更广阔的视角，还有一点点想象力。

失智症可以夺走一个人很多的技巧、能力和记忆，但不一定会带走人与人之间的连结。"那句话是真实的：连结是永恒的。"露西娅对我说，"在某种意义上，我从未真正失去过我的母亲。"

第 二 章

聚焦你的想象力

当你的想象力无法聚焦时，

别太相信你的眼睛所看到的。

——马克·吐温，美国作家

成功的第一步是什么呢？是把它想象成一种可能性。这样我们就能以终为始：与失智症患者建立一段愉悦的关系，一段彼此有连结的关系。

建立这样一段关系要同时具备想象力和同理心。前者让我们知道他人正在经历什么，后者让我们理解这些经历给对方带来了什么样的影响。如果想象力是大脑的眼睛，那同理心就是心灵的眼睛。在与失智症患者的关系中，二者缺一不可。

确实，面对失智，我们经常需要调动所有可用的资源。

充满想象力的交流

面对失智症患者一些令人费解的异常举动，发挥一点点想象力会让我们事半功倍。事实上，想象力可能是我们的大脑在与他人互动、理解那些看似无法理解的事情时能运用的最好的工具之一了。

别想当然地以为失智症患者眼里的世界和你看到的世界是一样的。你看到的可能是一个满是泡泡的浴缸，但对方可能觉得那是一座沸腾的火山。想象一下那幅画面，当你的大脑怎么都想不明白的时候，请动用你的想象力。仔细留意失智症患者们对周遭世界的反应，你就能理解失智症是如何一点一滴地影响着你眼前的那个人的。

你们看到的东西不一样，反应自然也不一样。装满泡泡的浴缸在你看来是温暖舒服的，但对于一位害怕失控、看重隐私和自主性的失智症患者来说却是可怕的。况且，谁想在火山里泡澡呢？那滋味肯定不好受。

然而，也许你眼前这个看到浴缸就大惊失色的人，却非常喜欢内衣外穿，反倒是你在一旁感到浑身不自在，埋怨对方为什么不能多考虑考虑旁人的感受。

大胆地想象对方的感受和需要，以及你如何能做一些有益于对方身心的事，同时也不要忽略了自己。如此，你内心的空间便会悄然扩大并足以抱持双方的观点，你的头脑也会清晰起来，从而能找到满足双方需要的策略。

这一章，我将讲述我与四位失智症患者之间发生的故事。他们都因为失智（还经常伴有一些其他并发症）需要全职照护。我作为一名专业照护人，在患者家里住了几个星期。居住期间，我与他们朝夕相处，在某种意义上，我也与失智朝夕相处。因此我对失智症是如何影响身处其中的每一个人的有了深刻的了解。

我们用心去理解双方的观点，用大脑去寻找满足所有人需要的策略。

　　每一位我照顾过的患者表现出来的症状都不同。没有一个所谓"标准"或"教科书"式的失智症范本。患者有可能是 65 岁以上的老人，也有可能更年轻。他们能不费吹灰之力地说出 50 年前发生的某件事情的细枝末节，但却记不起 5 分钟前发生了什么。有的人可能听不见你在他耳边所说的话，但有的人却会为在 8000 英尺高空外的飞机的轰鸣声感到困扰。失智的世界里充满了悖论，没有哪位患者觉得自己必须遵循某一条"规则"（就好像真的有规则似的）！相反，每个人都会说：谢谢你，但请不要告诉我失智是怎么一回事，这是我自己的事。

　　失智的一个重要特征是，即便是同一个人，他的症状也是瞬息万变的。我有一些客户前一分钟还表现出严重的记忆和认知障碍，下一刻又完全清醒了。这让照护者既感到不安，又觉得庆幸。不安的是你得随时保持警惕：你永远不知道下一秒会发生什么样的反转。然而这种不一致性也给你提供了很多重复演练的机会，你的应对会越来越自如。面对同一场景，如果第一次的处理效果不佳，你可以一试再试。

　　想象力能为你日复一日的照护工作增添一份乐趣，让你在面对不可预测的局面时更游刃有余。

　　某个人偶尔无法做决定，我们便断定他永远做不了决定，或者他没有能力做决定，这是想象力匮乏的表现。然而不幸的是，人们对待失智症患者往往会采取"一刀切"的方式，也就是任何时候都臆测对方处在他们最糟糕的状态下。这样一种先入为主的互动方式会让人感觉无力又压抑。本章将探讨我们在与患者互动时如何保持丰富的想象力和开放的态度。

现在我荣幸地向你们介绍经常带给我惊喜的四位客户：戈登、克莱尔、多莉和伊冯。我与他们都建立了失智照护关系。我们共处的时间有长有短，亲密程度也不尽相同，但无一例外的是，我们都通过建立连结的方式进行互动，这其中有很多意想不到的事情发生。

是这四位患者教会我如何运用想象力来进行有效沟通。是他们让我了解到失智症是如何影响着一个人的记忆力，如何影响着一个人看待、观察和预测事物的能力，以及这一切又是如何间接地影响着他们的照护人——也就是我的。

让我聚焦想象力的男士

戈登做了半辈子的乡村兽医，他和妻子珍妮都不喜欢城市的喧嚣。他们经营着自己的农田，过着朴实的乡村生活。直到有一次戈登中风，健康状况急剧恶化，出现了早发性阿尔茨海默病的症状，行动不便。自那以后，如果珍妮不在身边，他就需要专门的照护。

他行动很缓慢，我必须陪在一旁并随时关注他的脚下，因为他之前已经跌倒过好几次。而且他经常会走着走着突然停下来，目不转睛地盯着地板。

我第一次注意到他这个行为是有一次我们正要去他的卧室，当时我们俩都累了一天，他毫无预兆地停了下来，我极力保持耐心和积极的情绪。"戈登，马上就到了，"我说，"我们只需要穿过走廊就到了。"

他没有反应，只是盯着地板上的马赛克图案使劲看。我猜想他是不是哪里不舒服，或者突然想到了什么，因为地板上什么都没有。

很显然，他在看一些我看不见的东西。

所以我提醒自己：既然用眼睛看不见，就施展一下我的想象力吧。我没有催促他，而是开始观察。我对眼前这一幕产生了浓厚的兴趣，我将目光投向他正在看的地方。

当我们把注意力放在对方身上时，就如同开启了一次对他们的内心世界的探访之旅。

也许是我的关注激起了戈登继续探索的热情，只见他抬起右腿，用脚轻叩那块地板，似乎在仔细检查什么。然后他突然感叹道："你知道吗，我的头脑告诉我这里有个洞，就在这里，你看见了吗？但我能用脚感觉出来这是一块平整的地板。太奇怪了！"

戈登发现自己感受到的世界很奇妙，于是一五一十地跟我分享起来。每次他都像发现新大陆一样，而我会对他特别的视角感到惊奇。一方面他看到周围有很多洞，但另一方面他又能对此提出质疑。他很放松，并没有因此受到太多困扰，最多就是有一点困惑。

这让我明白，一个人看到什么之后的反应，比他实际看到的更重要。戈登找到了自己的乐子。每个人的生活都需要乐趣，探究地板上的洞就成了他的乐趣所在。

在他把这份乐趣与我分享的同时，他也收获了友谊和陪伴。我绝不会把一块光洁平整的地板当成一个无底的黑洞，但我可以想象那幅画面是多么令人惊讶。我也能想象，如果换作另一个人，没有这么好奇和自信，看到一块有洞的地板很可能会惊慌失措——下一次你如果看到有人犹豫着要不要跨过一块黑色的门垫或有图案的地毯时，你就明白我的意思了。他们并非固执迂腐，而是内心正在上演一场理性和感知的拉锯战。我看到的这个深渊是真的吗？我是应该害怕还是硬着头皮走过去？答案不仅取决于他们看到了什么，还取决于他们如何反应。可怕，还是有趣？两者只有一线之隔。

我承认，有时候我对地板事件没那么感兴趣，因为手边总有做不完的家务活。有时我真的就是累了。我经常在吃晚饭的时候和戈登闲聊，间或抒发一下自己这一天的所思所感。这种情况下，戈登便几乎不需要我对他发现的新大陆在第一时间做出回应，我也不需要催促他。如果他知道我正在忙，就独自在黑洞边默默地打转，不与我谈论那些洞是否存在，也不需要我再安抚他、告诉他一切正常之类的话，他直接就绕道走过去了。

要与戈登建立连结，我必须在他的世界里与他相遇，我必须乘着想象力的翅膀在那里与他会合。我的头脑允许心灵走进他充满乐趣和惊奇的世界。我用想象力进入他的世界，我们彼此享受着这份连结和友谊。

同戈登的相处让我领悟到一点：就算不是最亲密的朋友，也可以在彼此之间建立连结。我和他的世界观以及处世哲学截然不同。他最大的爱好是狩猎，而我一想到杀生就不寒而栗，但我们的相处颇为愉快。友善的关系和友谊不同，但两者都可以带来陪伴和连结。

把我当成电话的女士

克莱尔有一个花园。那是她最得意的作品，也是让她的生命保持活力的乐园。在银行业这个名利场奋斗多年后，她选择归隐田园。花园里到处是郁郁葱葱的绿植，空气中弥漫着泥土的芬芳，可当她患上血管性失智症导致视力严重受损后，这一片苦心经营的世外桃源就变成了她的伤心之地。她虽还能看到精心设计的花坛和成排的灌木丛，但无法看到更细节的部分了。

她过着独居生活。我一年之中会在她家住上好几次，陪她一起看花园里的四季更迭。看清一个物品并识别出它是什么，对克莱尔来说就像 6 月的天气一样不可预测。

有一天，我们在客厅玩填字游戏，克莱尔像往常一样打起了瞌睡。我继续在桌子上玩，克莱尔就坐在我旁边的扶手椅上打盹儿。她突然醒了，看了看四周。她往我这边看，但眼神并没有聚焦在我身上。她似乎根本没看到我，尽管我离她只有一臂之遥。

她从桌上抓起我的左手。

我呆在那里，不知道发生了什么。不过我没动，怕吓到她。从她的表情判断，她完全没意识到我当时就在房间里。

她把我的手放在耳边，说："喂？"

当我意识到她把我的手当成了电话时，我极尽温和地说："克莱尔，我在这里。"

她继续对着电话喊："什么？你在哪儿？大声些！"她平日里都轻言细语，但当时对着我的手几乎是声嘶力竭。

"我就在这儿。"我一边回答，一边往她视线的正前方挪动。（我后来才知道她看左边看得更清楚，而那天我一直坐在她的右边。）

当克莱尔看清楚我的脸上面贴着一只手时，她完全笑不出来了。她难过地用双手捂住自己的脸，长长地叹了一口气。她可能觉得自己很傻，可能还有点气急败坏。我对此事并没有一笑而过，也没有试图安慰她。我试着想象她当时的感受，尽可能地与她共情："你看起来很沮丧……你想知道刚才发生了什么吗？"

虽然克莱尔看东西会有一些吃力，但她对自己的需要一清二楚。我能感受到她因为看不清东西而难过，我看到那背后是她对清晰和理解的渴望。我陪她去看医生和验光师的时候，她向我们解释："我周围的东西一直在动，它们不会保持一个状态。"比如，一部电话突然变成了一个人。还有些时候，她把我看成一把梳子或一把椅子，我的胳膊被当作她腰上的皮带。在我看来，这正符合美国生物学家杰拉尔德·埃德尔曼的观点，他说，每一种感知行为在某种程度上都是一种创造行为，因为它很大程度上取决于我们所看到的以及我们如何诠释我们所看到的东西。奥利弗·萨克斯在他的《错把妻子当帽子》一书中描述了病人把人当成物品的神经学案例，反之亦然，就像克莱尔将我的手误认为别的东西。

　　换作任何一个人，都会像克莱尔一样既焦虑又困惑。我们一起讨论了好几次，我们猜测她的焦虑可能源自对安全感和尊严的需要。了解她未被满足的需要非常重要，而仅仅看到她的疑惑和惊吓是远远不够的。直到我们辨识出她渴望的是安全时（因为她觉得"周围的东西一直在动"），我们才终于想到让她感觉更安全、更稳定的办法。

　　比如，不管我当时在哪里，只要她走进房间，我就对她说："嘿，克莱尔，我在窗户旁边（或者其他我所在的地方）。"如果不是那一次她把我当成电话，我做梦也想不到并没有双目失明的她会看不到我。我想当然地以为她能一眼就知道我在什么地方。

　　再比如，我可以坐在她的左侧，这样她就能更清楚地看到我。而且每次和她说话的时候，我都会握住她的手。这会让她感受到支持，有个臂膀可以依靠，让她感觉稳定而可靠。

　　这些策略无疑是有帮助的，但克莱尔的安全感的建立从根本上来说还是来自我们的日常沟通，以及彼此逐渐建立的信任。沟通和信任使我们能够在当下提出即时可行的解决方案。这些方案可以很具体，比如"我和你说话的时候，我会握住你的手，这样你就知道我在哪儿，知道我就在你身边"。这些细节在我们之间建立起一条纽带。我发现克莱尔这位园丁不仅擅长种植花草树木，也让我们之间的关系这颗种子生根发芽，成长为难得的友谊之树。

　　这段关系极大地满足了我对贡献和亲密的需要，以至于和克莱尔待在一起时我感觉自己比休假的时候更振奋更充实。很多时候，我们好像互换了角色。当我遇到经期疼痛或者情绪低落，向她倾诉的时候，她会对我表达真挚的同理和关切。她虽然不是我的照护者，但我得到了她的照顾。如果克莱尔为了安抚我请我喝茶，沏茶的人会是我，但这有什么关系呢？我身体更健康，视力更好，但我们之间给予的关爱是相互的。我们在乎彼此。

通过沟通和信任建立连结的双方，面对问题时更容易灵活应对，更容易提出有想象力的解决方案，更愿意踏出自己的舒适区。但有时你会触碰到自己的边界，不愿意妥协。这个时候你要说"不"。

在我的拒绝中听到音乐的女人

多莉是一名退休的音乐老师，因为热爱音乐，她把家安在了一个音乐厅附近。虽然离得很近，但走路过去还是有些远，利用公共交通也不太方便，她需要坐车去那里。

多莉在我所有的客户中不论身体还是精神方面都是状态最好的，但她也是对自己的病情最不了解的。她的很多能力，比如理解周遭事物、多任务处理、解决问题和做决定的能力，都出现了严重的问题，但她本人几乎没有察觉。她对自己别的健康问题一清二楚，比如皮肤敏感和心律失常，但对自己的阿尔茨海默病一无所知。她甚至会忘记她把一件事给忘了。

但她的家人和朋友（她有很多朋友）都很清楚她的情况。而且他们还知道曾经有一位失智症患者因为分不清油门和刹车，结果直接把车开向了正在过马路的行人。

多莉开车的状态每况愈下，在朋友们的劝说下，她最终做了一个明智的决定：把车卖掉。据说当时所有人都在场，大家对所有事情都达成了共识，多莉欣然接受了这个决定，并签了字，所有文件也都被妥善地存档。

没多久，这件事就从多莉的记忆库里消失了。车不见了，多莉特别难过，但凡有人想拿出当时的卖车记录给她看，都会把她激怒。她的家人和朋友们为她贴心地安排，确保她每周都能去听音乐会，但她过一段时间就会忘记她去听了音乐会这些事。

我见到多莉的时候，她还在为车的事烦恼，因为她每天都会想起自己的车没了。"你看我没有车了，我再也不能去听音乐会了，"她说，"我已经好几个月没去现场听音乐会了。你能帮我把车要回来吗？"

她说的并不是实情，车卖掉以后，她并没有错过任何一场音乐会。没有车这件事并没有影响她去听音乐会。而且，车不可能要回来，我也不愿意这样做。和她家人的顾虑一样，我得考虑她以及她身边人的安全。

这个问题一直都没有什么解决办法，因为它基于一个错误的假设和不准确的观察，并且涉及一个我不想满足的要求。

假设是："我现在没车，去不了音乐会。"（不准确）

观察是："我已经好几个月没去现场听音乐会了。"（不准确）

要求是："帮我把车要回来。"（我拒绝）

我无法让多莉明白这其中的不合理性，这么做会引发正面的冲突，或者她会觉得自己受到了质疑。我很纠结，不知该如何应对。她要是能明白该多好！我左右为难，直到我发现我并不需要向她证明她错得有多离谱，我只需要简单地倾听她的心声就好了。

我从多莉那里学到一点，就是要想和她站在同一条战线上，我就得正面回应她最关心的事。多莉对安全并不关心。对她来说，重要的是让她确信，在任何情况下她都可以去听音乐会。

也就是说，不必拘泥于我的错误预设，即认为唯一的出路就是让多莉理解我，接受我的理由和我所看到的事实。相反，不要强求对方的理解，而是要去建立连结。

用连结代替说教。

当我真正用心倾听多莉时，我才意识到去现场听音乐会对她来说有多么重要，从某种意义上来说，音乐是她生命的源头，失去音乐，她的生命也会随之黯淡，这是音乐之于她的意义。车仅仅是一个工具，音乐才是她赖以生存的根本。

我明白了。我终于理解她为什么那么想要回她的车，为什么那么想去听音乐会。

当我第一次和多莉聊到音乐的价值，告诉她我对音乐很感兴趣时，她很欣慰。她感到被倾听，被理解。但紧接着她就觉得我既然理解她，我就应该帮她把车取回来。我们很容易得出一个结论：谁理解我们，谁就会按我们的要求去做。

　　诚然，音乐带给多莉她想要的活力和热情，但这并不是全部。我也有我的需要，比如轻松和安全。对于多莉让我取回车的请求，我要说"不"。

　　我曾经看过一个电视节目，介绍的是酒店如何训练自己的工作人员永远不对客人说"不"。一位前台接待人员说他的工作志向就是不管客人要求什么，永远不拒绝他们。我心想：说"不"为什么这么可怕？说"不"难道犯了什么忌讳吗？我猜人们可能会认为，说"不"代表缺乏尊重，或不顾及他人的需要。我的体会是，如果我没有准备好答应某人的请求或要求，我要确保这个人知道我很在乎他们的需要，这样做有助于我们之间的关系。如果我也认可自己的需要，我们就可以成为关系中的合作伙伴。

　　所以我拒绝了多莉。我说不行，我不会帮她取回她的车。我表示我在乎她的需要，也在乎我自己的需要。我告诉她，我会带她去听音乐会，如果我们一起坐我开的车，我会放松得多。我拒绝帮她取回车，是因为我想用我的方式享受轻松的时光，这样我和她可以一起在音乐厅享受美妙的音乐。"你觉得呢？"我问她。

　　听到这些话，多莉很感动。她说："你真的愿意带我去吗？我们能一起享受音乐，太棒了，这样我也不用费劲把车拿回来了。"我支持她对音乐的热情，我言语中由衷流露出的喜悦对她来说，就像音乐一样悦耳。说到底，她根本就不在乎什么车。一旦我们能够抵达问题的核心——她对音乐的热爱和我对安全的需要，我们就能立刻找到解决办法。

　　这个解决办法并没有什么新意。我只是旧瓶装新酒，因为多莉的照护者已经不是第一次开车带她去听音乐会了。但这一次的她格外轻松。而且在这之后她也不太提车的事了。连结到双方的需要，即使事实和假设不那么可靠，也让我们站在了一起。我和多莉之间的那份连结，让我一生都难以忘怀。

多莉记不住我的名字，她也不知道我是谁、我在她家做什么。她并不认为我是她的照护者，因为对她来说，她不需要任何照料。但正因为我们之间的那一份连结，她把我当成朋友。在她看来，正因为我们是朋友，她才会觉得这么温暖，我才会住在她家。我们通常都很乐意在朋友面前展现自己随和、容易合作的一面，愿意敞开心胸探讨问题的解决方法。我们都会关心朋友的需要。多莉没有把自己当作豪华酒店里的一位客人，在那里，她所有的请求都要被当成命令执行。相反，我们是朋友，我们在家里面，我们在一起。

就这样，我和多莉的朋友们在满足她的需要的同时，也满足着我们自己对于贡献、合作和友谊的需要。

考验我想象力的女士

"你会被这个客户逼疯的，"他们把伊冯委托给我时，就给我打了预防针，"你的温和在她这里可行不通。你得老老实实按流程来，免得被投诉。这个客户以前就投诉过其他照护者，你要小心。"

伊冯曾是一家颇有声誉的美容院的老板，但自从患上失智症以来，她的"攻击性行为"十分出名，曾多次动手殴打工作人员（或试图打人）来发泄自己的不满。在最近一次住院期间，伊冯对工作人员拳脚相加，后来医生一直通过让她服用药物来对她加以控制。现在她回到自己家里卧床休息，体力在慢慢恢复中。但她心中的怒火仍未散去。

那天晚上，我正在与上一位照护者交接工作，听到她在卧室里尖叫："立刻带我回家！你听见了吗？让我离开这儿！你这个蠢女人！"

伊冯看上去很痛苦，照护者使出吃奶的力气试图让她安静下来，伊冯对她们施以各种动作和言语上的暴力来宣泄自己的情绪。我进去后在一旁观察，听到照护者对伊冯动之以情晓之以理，但都以失败告终。

"你现在就在自己的床上啊，看看你的周围。"照护者用充满爱的口吻说道，尽量避免与伊冯发生任何言语上的冲撞。眼前的伊冯正躺在自己已经睡了 30 年的床上却否认这里是她的家。"看，那是你去世的丈夫的照片。你认识他，对吗？"

"你这个蠢女人！这不是我的卧室！"

当时的伊冯已经怒不可遏，她极力反抗，还试图动手，但 97 岁高龄的她最终没能"得逞"。她一心想用武力来"说服"照护者，证明自己才是对的。

无论伊冯说什么都被认为是幻觉。而就算照护者认同伊冯的幻觉，她又如何能满足伊冯呢？她们已经在家了啊，还要怎么"回家"呢？

我与照护者交换了一下眼神，看得出她已经濒临崩溃，她确实累了一天了，而伊冯的要求不可能实现。不过还是试一试吧，我想。

我在原地等了几分钟。短暂的停顿有助于降低热度，让事情的进展有所缓和，但我仍能感觉到对方的愤怒还在继续燃烧。我来到伊冯床边，这张床在过去的几十年里陪伴了伊冯无数个夜晚，此刻她正无助地躺在那儿，等待被解救。

"你是不是很难过，伊冯？没有人在听你说什么。"我问。

"我只想要回家。现在就回。"

"我愿意带你回家，但我需要你的帮忙，因为我不知道怎么去你家。我不知道它在哪儿。"

"那没关系，我知道，"她说，"你愿意带我去吗？"

她的语气立刻就变了。在她眼里，我从一名照护者（因为她分不清谁是谁，我和其他照护者在她看来没有区别）变成了盟友。不与她争论事实的对错，只是从她的角度说一些她能理解的话，她就放松下来了。她感受到了理解，某种连结就建立起来了。我们的合作就此开始。

"我扶你坐到轮椅上，这样你就能带我去找你的家了。"

她看上去似乎要和我开启一段冒险之旅，我控制方向盘，她指挥方向，朝着那神秘未知的海洋深处驶去。力量感和自主性又回到了她身上。她感觉一切尽在掌握，自己要回家了。

我们穿过走廊出了大门，来到屋外的花园。她回头看着自己的房子，对我说："你看！这就是我家。"就好像这段时间她一直都被关在另外一个充满敌意的地方，在那里她感觉自己无能为力，一无是处。但现在，她浑身充满了力量，找到了自己的价值感，感到浑身舒畅，她觉得自己到家了，家就在那里。正如小说家塞西莉亚·埃亨所说，家并不是一个地方，它是一种感受。

伊冯想带我参观她新发现的家，我像她的一位客人。我们回到了几分钟前离开的地方，但这一次是伊冯领着我穿过走廊，回到了卧室——她熟悉这里的一切。不久前，这个卧室还像一个陌生的地方，但现在是她的家。

她变得虔诚、温暖而从容，把我当成她贴心的朋友。尽管我仍然是她的照护者，但至少现在我变成了一个对她来说很有帮助、非常友好的照护者。她对待我更像是对待一个活生生的人，而不是一个执行任务的机器。

上床后没几分钟，伊冯就睡着了。我如释重负的同时也深感惊讶，老实说，我还暗自偷笑了一会儿。满足自主的需要原来是这样的！我万万没想到！

从那以后，伊冯又带给我很多次惊喜。她慢慢地把我当成一个人，并开始非常关注我的需要。当我推着她在小区散步回来后，她会对我说："去歇一会儿吧，亲爱的。你一定累了。"她经常送我礼物，我会把礼物放回她的珠宝盒，这样她下次就能再送给我，当然，她也不会记得之前已经送给过我了。这些礼物我一件都没留下，但我确实保留了一件更珍贵的东西——我们之间的连结。

带着这一份连结，我们穿越了一次次如狂风骤雨般的愤怒和恐惧，经历了她便秘、腹泻、坠床、幻听等各种身体的磨难，也走过那些爱恨交织的表达。这一切并不容易。但从一个更大的视角来看，一切都很值得。

第 三 章

获得更广阔的视角

也许巨大的图景令人惊叹，

但如果你的脸紧贴着几个小黑点，

你就很难辨认它的全貌。

——丽贝卡·斯特德，美国作家

03

　　失智症对每个被卷入其中的人来说都不容易。但即便如此，还是有可能在患者和照护者之间建立一段健康的、充满生机的关系的，也就是我谈到的失智照护关系。一段良好的关系可以为双方带来身心的愉悦。但事实上，这样运作良好的关系并不多见，一触即发的紧张氛围倒比比皆是。一边是失智症患者，一边是他们的家人或挚友，关系中的双方失去连结，互不信任，却还要挣扎着去面对、管理和解决失智症所带来的诸多挑战。他们近在咫尺，心却彼此远离。

　　希望读者通过这本书能看到重新建立连结的可能，看到一个如何与失智共存的新视角。这本书并不是灵丹妙药，而是提供一些让生命更完整更有意义的简单方法。

　　所谓简单，不是把问题简单化，而是如何举重若轻。所谓看到新的可能，不仅指看到或没看到什么，还包括如何看，即我们选取的视角。当我们有更广阔的视角时，就更容易看到万事万物的联系，以及生而为人的我们是如何彼此联系在一起的。

　　照护者很容易迷失在无休止的护理工作、患者的各种要求和突发事件中，而忽略了那些真正重要的部分。大家都有点找不到方向——患者大脑的功能和各方面能力都在下降，而照护者在压力之下，无法保持清晰的头脑，甚至无法真实地感受。当我们困惑的时候，我们就只能看见眼前的一些黑点，无法看到那个更大的图景。

更大的图景

非暴力沟通的创始人马歇尔·卢森堡喜欢用长颈鹿视角来象征那个更大的图景。长颈鹿温柔而强壮，它拥有所有陆地动物中最大的心脏，用它来象征这门让心更强大更温柔的学问，再适合不过了。当然，我们都知道长颈鹿有长长的脖子，这让它能轻松够到树顶的叶子，比起热带草原上它那些短脖子的伙伴们，它能看得更远。长颈鹿拥有一个更大的视野。

同样，通过实践非暴力沟通，我们也能在每一个情境中看到更大的图景。在某种意义上，我们甚至可以预知未来。我们能预测我们与他人互动的结果，我们知道沟通顺畅的时候会怎样，沟通不当又会怎样。就好像有人看到天空乌云密布，就会说："关一下窗，暴风雨要来了。"我们不是要成为预言家，而是去防患于未然。

为了防患于未然，预防关系的破坏，我们要看看如何能让关系的城墙更加稳固和坚实。因此，寻找办法建立彼此的连结是值得的——因为在一起能让双方都变得更强大。

失智症会影响关系中的双方，而不仅仅限于患者，而且双方还会互相影响。找到断联的原因，我们会更清楚如何创建连结。一旦学会如何建立连结，照护者和患者都将从关系中收获更多的供给和滋养。连结会带来由衷的给予和接受。想要进入这种状态，双方都要付出，关系的成败取决于双方共同的努力。

失智照护关系

照护者经常会把失智症当成一个需要解决的问题。他们不得不出面应付、忙前忙后、打理一切，或者挺身而出化身为正义的使者。这种心态会让他们产生一种错觉：是那些患者制造了这些问题。

久而久之，我们这些"清醒"的一方和患者之间就有了芥蒂和隔阂。正如汤姆·吉特伍德和凯瑟琳·布雷丁所写：

在我们（"正常"人）和他们（失智症患者）之间，有一条泾渭分明的分界线。我们一切正常、四肢健全、游刃有余、友好和善；而他们则生活在悲惨与痛苦之中……所以我们有必要接受培训，了解他们的疾病，学习一些技巧，以便更好地应对他们"有挑战性的行为"。

吉特伍德和布雷丁提出了另一条思路，即思考这样一个问题：这些到底是谁的问题？

同样，在接下来的这个案例中，我要思考的是：有位失智症患者决定在洗手池里而不是马桶里小便，谁对此更有意见？他还是我？

患有失智症的戈登很难准确地找到物品的位置。地上明明没有洞，他却觉得有，真正存在的东西他却经常看不见：门把手在哪里？开关在哪里？小便池在哪里？

既然找不着，他就自己想办法。他卧室里的洗手间的门永远是敞开的，灯永远亮着。因为他总是找不着马桶，于是他想了个办法，干脆在洗手池里小便。洗手池更容易找，因为它有一定的高度，他不用弯腰就可以摸到。洗手池比小便池方便多了！

于是他每次都在洗手池里小便，如果活塞正好堵着下水口，尿液就会在池子里泡一晚上，整个屋子都会弥漫着一股尿骚味，我每天早上进入房间的时候几乎都会被那股刺鼻的味道熏倒。我好像看见戈登在用他自己研发的秘密武器向我开炮。而那个武器的杀手锏不在于它的锋利或发射功能，它伤不到我皮毛，也不会发射子弹，它只是让人恶心。我默默地叹了口气，心想：戈登，你为什么要这样对我呢？

但这个让人恶心的习惯并没有对戈登造成什么困扰。要知道，戈登每天穿的衣服一尘不染，熨烫后的衬衫找不到一个褶皱，上衣和裤子必须要完全配套。追求精致的戈登，却并不介意在洗手池里小便。

可我非常介意。这对我来说是个问题。如果有人走进我的卧室看到我的小便撒了一地，我会恨不得钻进地缝里。但戈登并不觉得尴尬，他对此泰然处之。我认为他不在乎我的感受，于是我对他有了评判，认为他不体谅别人，不讲卫生，有时候我甚至觉得"他无药可救了"。这些指责只会让这个问题更严重。从某种意义上说，是我把事情变得更糟。

我觉得我只能继续忍受戈登这个恶习，而忍受背后的那些评判和疏离的想法让我更痛苦。后来我从另一位照护者那里得知，原来是她要求戈登在洗手池里小便的！

她认识戈登的时间比我更长一些，很明显，因为戈登半夜起来找不着马桶，经常把卫生间尿得满地都是。所以她要求戈登在洗手池里小便，这样能大大减轻她第二天早上的工作量。戈登试图合作的意图，却被我诠释为制造麻烦！这是我始料未及的。我以为他一直都不好好配合我的工作，却不曾想过他一直都在努力做到最好。

有了新的视角之后，唯一困扰我的只剩下洗手池里的活塞了，如果它堵住水口，就会让尿液存一晚上。我需要做的就是要求戈登不要使用活塞，让尿液顺着管道流走就好。

戈登同意了。失智这件事并没有妨碍他遵循照护者的叮嘱。我提出这项请求之后，戈登发现这样做能让我开心，于是他也很快乐。我对他的评价有了 180 度的转弯！我不再觉得他不体谅他人，相反，我觉得他愿意配合，乐于奉献。

在洗手池里小便也好，尿得满地都是也好，戈登都不觉得有什么问题，觉得有问题的那个人是我。我对他这个习惯评头论足，让这件事最终演变成一个问题。这件事让我清晰地看到，我虽然没有失智，但作为照护者的我是如何成为制造"问题"的"共犯"的。

我们为人处世的方式会受到社会规范和个人习惯的影响。我们会带着自己的滤镜去诠释我们看到的所谓的问题。我们通过指责和评判他人，通过否认我们在关系中的责任，对"问题"指手画脚。

难道那个所谓的问题必须是属于我或对方的吗？既然我们讨论的是照护，或许我们可以说每个问题都是属于我们双方的，因为它影响着我们的关系，影响着我们在一起的方式。失智症影响着我们的关系，我们没有人可以全身而退，双方都要面对这个问题。正如吉特伍德提出的，失智症带来的挑战，在于人和人之间的关系。你，和另一个人，还有你们的关系。

苏菲派神秘主义诗人鲁米说："你自认为既然你知道'一'，那也一定知道'二'，因为一加一等于二。但你还得知道那个'加'是什么。"失智症所带来的问题并不一定存在于我们任何一方，而在于那个"加"。它存在于我和对方相处的方式中，存在于我和对方的关系中，所以我们找寻的答案在于那个"和"。能认清这一点，能对关系中的挑战承担起责任，将有助于建立一段令人满意的关系。毕竟失智症影响的永远都不止患者本人。

失智照护关系关注的是患者和他所患的失智症、你以及你们之间的关系。

每一段关系，无论是两性关系、家庭关系还是职场关系，都是独一无二的，失智照护关系也是如此。如果患者是伴侣、亲人或商业伙伴，那么还可能出现关系的叠加。不管怎样，失智照护关系要求我们做出调整，建立新的界限，就像经营家族企业或者与配偶建立一段工作关系。我们根据环境，根据我们所在的地点——是在家还是在工作场所，和我们的角色，来调整我们彼此的关系。同样，在失智照护关系中，我们需要将失智这件事纳入考量的范围，重新确立彼此的关系。失智症影响的是关系中的双方，只不过影响的方式和程度不尽相同，但每个人都会被影响。

失智症在每个人身上呈现的症状都不同，我们可以说失智症就像是私人订制，每个患者都是独一无二的。每个人确诊时的心理反应以及症状都不一样。失智症有各种各样的症状，它会影响大脑的不同功能，包括语言、记忆、行动、时间和空间定位以及感知。每次护理人员把一位患者客户转交给我时，我都会问一个关键问题：这个人的具体症状是什么？很多症状都没办法一眼识别出来。我的原则是先假设对方有足够的生活自理能力，并且我会鼓励他这么做。只有和对方相处一段时间之后，我才会知道他一个人独处是否安全，他看东西是否清楚，他看到的是真实的还是只是幻觉，他是否清楚自己能做什么、不能做什么。

我问的另一个问题是：这种疾病对患者身边的人有什么影响？对于患者出现的症状，他们做何反应？有哪些挑战？我晚上睡得了觉吗？患者自己能冲咖啡吗？

我之所以问这些问题，是因为失智症影响的是双方。尽管只有一方有症状，但双方都要受影响。我们要共同承受失智症带来的影响。我们必须建立一种将疾病纳入考量的崭新关系。这就是我所谓的失智照护关系：事关我们双方——患者和照护者。

马歇尔·卢森堡说：“我们作为一个物种的生存取决于我们是否能意识到我们的福祉和他人的福祉其实是同一件事。”一段关系影响的是两个生命。关系可以服务、滋养和丰盈生命。两个相互连结的个体之间足够坚实的关系，不夸张地说，可以成为一种生存策略。关系可以保护我们最宝贵的人性。

作为万物之灵的人类具有感受、认知、知道和理解、回应和觉察的能力。所有这些能力都会受到失智症的影响，一个人的存在状态也会随之改变。然而，我认为失智症与生命状态的好坏并没有绝对的关系。疾病（illness）并不一定意味着一种糟糕的生命状态（ill-being），相反，与我们的生命状态息息相关的其实是我们与他人的连结。

> **疾病并不一定意味着一种糟糕的生命状态。**

评判会破坏关系

我们与他人产生关联的方式既可以为我们赋能，也有可能削弱我们的力量。我越对他人持有中断连结的想法和评判，并认为那些都是真的，我就越无法认清真相。我只是把那个和我有失智照护关系的人的不良表现看成一种可笑而滑稽的行为。

每次多莉开口问音乐会门票的事，我总能体会到评判所带来的痛苦。

"亲爱的，别忘了买这周末音乐会的门票。幸亏我自己想起来了！没有人会提醒我。"多莉说。

"别担心，多莉。我已经买了。"

"你为什么不告诉我？你为什么瞒着我呢？你应该告诉我才对。"

我的内心充满了委屈。为什么错的永远是我？她什么时候才能意识到是她自己的问题？

我感到很绝望。我已经告诉她三遍了，可是这有用吗？就算我第一时间提醒她买票，她还不是转身就忘了？最后还是让我背黑锅。这样的剧情每天都重复上演。不管我选哪条路，不管我有什么样的奇思妙想，两个人都会输。两个人都将以失去彼此的连结而告终。

让我们失去连结的并不是门票或失忆，而是预设和评判。我们都觉得是对方做错了，对方应该受到谴责。多莉觉得我恶毒，不是忘记提醒她买票就是背着她偷偷地把票买了。我觉得她总是指责我心存恶意未免太不公平。我觉得都是她的问题或者都是失智症惹的祸（后者乍听之下不是指责，但其实是一种伪装的指责）。

在这样的互动模式中，我既否认了自己应承担的责任，也抹杀了多莉应承担的责任。

当我们对对方的指责进行指责时，也终将在互相的评判中收场，无法建立连结。我们亲手毁掉了这段关系。我们不欢而散，我们的关系残缺破败。关系断裂，双方都难辞其咎，双方都深受其害。这是一个恶性循环，一旦启动，习性就会让它一直运转下去。是先有了疏离，才让我们恶言相向，还是指责导致我们失去连结？就像鸡生蛋还是蛋生鸡，我们永远分不清因果。

我和多莉常常因为买音乐会门票和其他被多莉忘得一干二净的

事闹僵。我觉得她不信任我。

失智症患者很容易感受到怀疑和不信任，这也无可厚非。他们完全有理由这样认为。虽然每个人的具体情况可能不尽相同，但确实很多事情在他们看来都显得很蹊跷：电热水壶怎么会着火？他们的睡袍为何莫名其妙地出现在车里？笼子里的鹦鹉为何好端端地就死了？他们总觉得哪里不对劲。

而他们觉得自己和所有这些稀奇古怪的事情毫无关系，因为他们完全不记得自己做过的事情。所以那一定是别人的过错——是配偶、照护者、孩子、邻居的错。他们可能会想：是你故意做这些事情来让我难堪，是你在暗地里捣鬼，你对我的鹦鹉做了什么！

那些人因此而受到指责，并俨然成为患者眼里邪恶和冷漠的化身，他们被贴上各种标签：糟糕的丈夫、愚蠢的护工、不懂事的儿子，或者恶毒的邻居。

对于发生的这一切，患者总隐隐觉得事情不太妙，有问题。只要有问题，我们就都习惯于指责外在的人、事、物。

失智症患者还有可能会选择自责，而不是怀疑他人。他们可能会想：我真是太没用了！他们可能将矛头对准自己，认为如果连自己的记忆都掌控不了，活着还有什么意义。这样的自我评判是具有毁灭性的。它可能会致命。这种恶性循环的思维定式可能会导致一个人自杀……直到当事人又把这一段记忆抹掉。失忆有的时候还能救命，不得不说，这有点讽刺。

患者的烦恼总是层出不穷，而对于他们的照护者来说又何尝不是呢。把电热水壶放在了燃气灶上，房子都快烧着了；大半夜开车出去，到凌晨一点钟发现自己找不到回家的路；找不到洗手间的门，或忘了怎么开门，所以就尿在墙角；一直忘了喂鹦鹉，于是鹦鹉饿死了……最要命的是，他们又忘了你叫什么名字。

如果我们认定他们"经常惹麻烦"或"不够努力"，我们就很容易与他们失去连结。我们认为他们粗心大意、对什么都漠不关心，要不然他们怎么会有这些行为呢？直到有一天，我们接到一份诊断书，事情终于有了一个合理的解释：原来是因为失智症。我们可能会说，失智症已经掏空了他们的大脑，我还能做什么呢？答案是肯定的。我们可以承担起关系中的那份责任，去建立连结。

问题是我们如何能在不指责某人或某事的前提下去承担起责任？我们经常认为承担责任就意味着委曲求全、接受指责，于是在某个辗转反侧的夜晚，我们淹没在各种自责中：我不够耐心、不够关爱对方、不够熟练、不够理解对方、不够有远见、防范得不够或者保护得不够——永远觉得"不够"。无论我们投入了多少时间去照顾对方、接受了多少培训、读了多少本自助书籍、花了多少精力去解决问题，午夜梦回，匮乏感和绝望依然像梦魇一样缠绕心头。

自我责备和责备他人一样，本质上都是断开连结的象征。在这种情况下，无关乎评判的是自己还是他人。失智照护关系中的任何一方都有可能导致关系的破裂，可能是通过指责、评判或者贴标签和否认责任。

导致连结无法建立的一些态度

指责：你在背后算计我。

我不够耐心。

评判：你是一个糟糕的父亲。

我是一个差劲的儿子。

贴标签：可怜的失智症患者。

笨手笨脚的照护者。

否认责任：这个可恶的疾病夺走了我的妻子。

我们的婚姻完蛋了。

当我陷在这种思维里时，多莉在我眼里就是个不善解人意的人。我觉得是她的责任，因为完全是她自己忘了买票的事，而我不得不去宽恕，去忍受她的错误。在我看来，她是一个有缺陷的、能力不足的个体，所以我得照顾她。

每次和多莉的朋友或者她的其他照护者聊天的时候，我们经常会讨论多莉又丧失了哪些功能，她的病进展到哪一步了，她还剩下什么。我休息一段时间重新回来的时候，他们告诉我："上次你走了以后，她的病情又恶化了。"

我们这样看待他们并不奇怪。当我们看到的都是这个人有什么样的病，我们口里说的自然也是这些，而忽略了那是个有血有肉的生命。

奥利弗·萨克斯曾说："神经学最喜欢的术语是'缺陷'，即神经功能的一种损害或能力丧失，包括丧失表达、语言、记忆、视力、灵敏、身份认同，以及其他各种特定功能（或官能）的缺失和丧失。所有这些都不能代表病人真实的样子。"

我不是神经学家，可我们不也常常执着于一个人的缺陷而完全忽略了他们的美好？我们对自己也不放过：虽然我们的大脑一切正常，但我们总能在自己身上找到各种不足和缺陷。在多莉面前，我觉得自己缺乏耐心和宽容，其原因并非任何神经学意义上的功能障碍，而只是因为我告诉自己我不够好，我永远都没有足够的耐心、关爱和时间……

认为什么东西不够或我们缺少某种品质，这两种心态都有局限性，它只会带来一种匮乏感。经常有报道指出，失智症患者的照护者心理健康恶化的风险是很高的。而他们即便能获得一些支持，也只是在某些具体症状（比如高血压或饮食失调）方面得到一些缓解。当照护者压力太大或几近崩溃的时候，他们会接受药物治疗或被建议使用一些具体的应对机制。解决身体或精神层面的具体问题固然不失为一种有效的方法，但照护者也可以为自己做一些更基本的事情。他们可以从一个更宏观的视角去关注自己的生命状态。换一个新的视角，可以帮助他们与被照护者建立连结，修复他们身体和心灵的健康。

正如美国心理学家克里斯托弗·彼得森和马丁·塞利格曼所指出的："当精神病医生和心理学家谈论心理健康或幸福时，他们的标准大概就是不生病、不出现各种痛苦和紊乱的症状。似乎不够诊断标准就是我们要努力达成的目标。"

我们要追求的并不是不得病，而是身心安康——它不同于不得病，而是一种真正的满足感。身心安康就是感觉满足和喜乐，这并不是说我们会永远快乐，而是说不管生活呈现出怎样的样貌，包括病痛或残疾，我们都能勇敢地面对，并将之转化成建立彼此连结的助力。

相比之下，当我们只关注欠缺时，比如不记得、没有耐心、不理解或不能处理，以及照护双方的其他过失和错误时，双方最终会断开连结，彼此心怀怨恨。所以就算得病的只是一个人，但如果关系"病"了，两个人都会不舒服。

如果我们执着于生命的不幸，我们便只能看到我们做不到的或是我们没有的。而当我们把关注点放在如何活出生命的自信和美好，我们就能看到我们能做些什么，比如掌握一些小技巧，看到我们喜欢的点点滴滴，懂得一点小知识。无论神经学如何定义我们的健康，这些才是我们作为人类共同的根基。

患有失智症的人听到一个笑话依然会开怀大笑，他也可能不喜欢吃橄榄，可能对巧克力完全没有抵抗力，会因为打碎一个杯子而痛哭，会沉醉于落日余晖的美景当中。在这些动人的生命瞬间，他们体会着生活的乐趣、家人的陪伴、选择的自由，享受着愉悦、踏实和世界之美。只要能尽情地玩耍、想哭就哭、想笑就笑，他们就是完整的。

全局观

如果我们放大自己的视野，不迷失在各种缺憾和失去中，将自己置身于广阔的天地间，那么，我们将迎来一种全新的失智照护关系。面对失智，我们似乎每一天都被笼罩在匮乏、贫瘠和缺失的阴影中，关键在于我们能让多少光照进来。

失智症患者，如记不清自己是否买了音乐会门票的多莉，可能显得身有缺陷或无能，而且她还企图让我来承担由于她的失忆而导致的不便后果。那时，我听到了她对我的指责。我觉得多莉没有能力，头脑混乱，而我一肚子埋怨，感觉不被信任。这样的应对模式让我们双方都很狼狈，就像进入一个死胡同。当我们感到陷入困境、看不清前路时，说明我们没有看到事情本来的样子。

可如果我们能让更多的光照进来呢？如果我们能拓宽自己的思路呢？举个例子，看这张图：

你觉得这是什么？没有尽头的隧道？一个黑洞？

这似乎很难判断。让我们加一点光。

还是同一张图，只是现在你看得更清楚了一些。

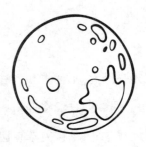

是月亮。

这两幅画的区别在于，第一幅画描绘的是一轮新月——处于黑暗中的一个天体，而第二幅画展示的是一轮满月，月亮还是那个月亮，但完全被照亮了。第一幅画看上去像个洞，但实际上是一个完整的月亮。同一个物体，会因为光照的程度不同而呈现出不同的状态。

我曾见过一张漫画也表达了类似的含义。它画的是一轮新月走进医生的诊室说："我感到很空虚。"医生回答："别担心，这只是暂时的。"

多莉就像这轮新月，看似是有缺陷的——她患有失智症，但她并没有丧失公平和公正感，而且她很在乎参与买门票这件事。她担心被排除在外，因为她需要被看见和被认可。一个如此在乎的人怎么能说她稀里糊涂呢？为什么要说真正的她已经不存在了呢？对多莉来说，她确实就在那里，虽然患了失智症，但她的需要和价值就如此清晰地摆在那里。我们不也渴望被认可和融入吗？

不管有没有患失智症，全人类都拥有着共同的需要。我们称之为需要，因为我们身心的安康需要它们；我们称之为价值，因为它们的确贵重；我们称之为原则，因为它们奠定了我们是谁的基础；

我们称之为品质，因为它们能在我们的一言一行中表现出来。非暴力沟通将所有人类看重的价值、原则和品质统称为：人类共同的需要。

人类共同的需要包括连结、接纳、喜爱、欣赏、归属、尊重、安全、信任、温暖、诚实、幽默、庆祝、美丽、轻松、灵感、秩序、自主、选择、挑战、清晰、能力等。

连结　接纳　喜爱
欣赏　归属　同情　体谅
包容　亲密　爱　相互　滋养
尊重/自我尊重　安全　保护　稳定
支持　理解和被理解　信任　温暖　性
诚实　真实　正直　存在　喜悦　幽默
庆祝　平静　美丽　交流　轻松　平等
和谐　灵感　秩序　自主　选择　自由
独立　空间　自主性　挑战
清晰　能力　觉察

我们珍视这样的品质，因为它们让我们的生活更加美好。

我们有时会觉得一个人缺少某种品质，不符合某种价值，没有满足某个需要。还有些时候我们觉得自己就像那幅漫画里的新月：空洞、低落和匮乏。我们可以选择认同这种空空如也的状态，认定我们就是如此。我们的视角决定我们看待自己的方式：我们怎样定位自己与太阳的关系，我们让多少光或者注意力进入我们的世界。

无论我们感觉空洞还是圆满，至少在我们的内心深处，我们都要持续地积极地关注。这些人类共同的需要对我们很重要。新月渴望再次变成满月，恰恰说明那份渴望和需要一直在等待被发现和注意，它们从未缺席。我们可以努力满足自己的需要，将注意力的光辉洒向自己或他人，如同那轮新月一样，去展现完整的自己，承认我们的需要和价值。因为当我们的需要得到满足时，我们就像一轮满月，熠熠生辉，光芒万丈。

每当我抱持着这样的视角，我就完全听不到多莉的抱怨了。我听不到任何指责，我也不会因为任何事而感觉自己受到谴责。无论她说什么，她都在表达她的需要，当她嘴里冒出"你买了票竟然都不告诉我"这类话时，我知道她是多么在乎参与。听到对方说（或仅仅是流露出这个意思）她也在乎那些我们在乎的事，这就是连结。它让我们融为一体。我觉得这个视角比一味地指责更有意义。多莉让我看到她的需要，她用这些需要和品质滋养着我们的关系。召唤我们的需要或价值，就像召唤生命，召唤成长和成熟。

之前的我感觉自己缺乏信任，希望多莉对我有更多的信心。我意识到我在乎的是信任后，我对自己有了更多的信任。我相信在她的内心深处，她也仅仅是希望自己的需要被看到。我们可以全然地拥抱我们所有的渴望，如同光划破黑暗。当我们能让人类的共同需要像一束光一样照亮每一个人，我们彼此的连结将成为一种必然——这是马歇尔·卢森堡博士写给全世界的寄语。

卢森堡博士在非暴力沟通中阐述的原则，让我们看到什么是我们看重的，什么对我们是有意义的。这些原则帮助我们从一个更宏观的层面去获悉我们被什么所驱动以及我们想要努力满足什么需要，而我们又是如何借由这些洞察来丰盈彼此的生命的。点亮我们的需要的那一刻，它们所蕴含的价值也重见天日。让我们更多地关注失智症患者能做什么，拥有什么，努力看到他们生命的完整性。

所有人都渴望生命拥有如满月般的圆满和完整。这份圆满和完整让生命如此珍贵，也让生命值得与他人分享。

> **我们渴望生命拥有如满月般的圆满和完整。这份圆满和完整让生命如此珍贵，也让生命值得与他人分享。**

带有慈悲心的伙伴关系

与失智症患者分享你的圆满和完整，可以丰盈双方的生命。而失智症患者完全有能力为我们的幸福做出贡献，或让我们处处感觉挫败，这取决于我们的视角。

当我们眼界狭隘时，我们通常不会把一位失智症患者当成我们可以与之分享生命的对象。在那些不知道如何与失智症患者交流的人的脸上，我目睹过很多尴尬、迷惑、难受，甚至愕然的表情。我们努力维持一个温柔和善、充满同情的形象，内心却希望尽早逃离。就像我对我的曾外祖母那样。我走出了她的房间，因为面对她无休止的重复和莫名其妙的表述，我束手无策。不止我一个人这样，很多患者家属都对病人敬而远之，不是因为不在乎，而是不知道该怎么做。我见过很多家属在探访名单上排了很久的队，好不容易和患者见上面，15分钟就草草收场。亲人之间越不去建立连结，隔阂就越深，关系再近的人也会日渐形同陌路。

而另一方面，我们在关系中建立的连结越坚固，就会越少发现彼此的不同。我们能够剥去疾病的外壳，看到里面那个真实的人，以及对方完好无损的品质。而如果我们只关注他做不到的事情，只去评估他的认知水平，那我们会过于关注他缺失的部分而忽略了他拥有的东西。

如果我们习惯于用悲惨、苦难这些词汇去谈论或形容失智症，那我们迟早也会把失智症患者和可怜无助的受害者画上等号。我们不太可能把"失智症受害者"和"忍受失智症折磨的人"当成我们的合作伙伴。我们会怜悯他们，让自己忍受他们，从他们身旁走过。

这些会产生同情，却无法带来慈悲。当我们同情一个人时，我们会把对方归类为可怜、懦弱、匮乏的一方，而我们则代表了更有能力、"懂得更多"的另一方。这会让我们滋生面对失智症患者时的傲慢和高人一等的态度，而这一切只会加剧双方的断联。这种状态下，"受苦"的一方会更加觉得自己孤立无援，想要依赖对方，反过来，"有能力"的一方则感觉所有的重担都压在自己肩上，觉得不堪重负。

在这种情况下，我们当中那些所谓健全的人可能会有一种凌驾于那些能力欠缺的人之上的权力感。这种感觉通常还伴随着对另一方的责任感，认为自己要对对方的健康负责。我们竭尽全力只为确保患者身体健康，而与此同时，我们忘了连结，也剥夺了对方为这段关系做出贡献的权利。这本质上也是另一种给失智症患者贴上诸如"可怜""残疾""有缺陷"这些标签的方式。

同情是疏离的语言。同情可能会促使人去参加慈善活动或捐款，但这些人通常并不会真正关注他们资助的对象。而慈悲不同，慈悲意味着同在。慈悲需要我们的存在和同理。注意力和临在是我们能给予彼此最奢侈的礼物。尽管它们不花一分钱！它们还节省了很多钱！与他人建立一种伙伴关系不仅能创造一种和睦友爱的氛围，还能疗愈失智症的一些常见症状，比如情绪压力和过激行为。一段令人愉悦的失智照护关系能大大节省人力、时间和金钱——这些都是在照护过程中处理一些窘境所需要的宝贵资源。和被照护对象协同合作，你们双方就可以实现共赢，共同强大起来，并且你可以与对方共享关系中的权力。

但如果我们没有把对方当成伙伴，老实说，我们将无法与他们建立连结。佩玛·丘卓在她的著作《当生命陷落时：与逆境共处的智慧》一书中写下这些文字："慈悲不是疗愈者和伤痛者之间的关系。它是两个平等生命之间的关系……只有当我们承认我们共同的人性的那一刻，慈悲才真正到来。"

所以说某人是"失智症的受难者"或者说某人"正经历失智症的痛苦"，其实是借由同情、怜悯和权力的不对等在伤害彼此的关系。这些措辞非常不准确。首先，关于失智症的医学症状描述中并没有包含任何关于患者会感受到身体疼痛或精神伤害的内容。其次，一些患有失智症的人活得很好，毫无痛苦。所谓的"痛苦"，可能更多来自患者的家属、朋友和照护者，而不是患者本人。最后，失智症患者并不想被形容成受苦的人。"没有我们的同意，请不要做有关我们的决定"——他们希望像你我这样的人能够明白这句话的含义。请不要说得好像他们不懂得享受生活，他们不堪一击。

有一年夏天，我住在伊冯家，她家的屋顶正在翻修（确实很有必要），所以屋外搭满了脚手架，窗户外时不时会冒出工人的脑袋。她的家人已经提醒过最好别让伊冯看见工人，但她的观察力相当敏锐。况且，脚手架这种东西怎么藏得住呢？

事实上，每当伊冯发现那些脚手架和工人时，她都会又紧张又惊讶：在她家房子周围爬来爬去的那些人是谁？尽管我之前已经向伊冯解释过很多次，但每次只要她看到他们，她就会表现得非常焦虑和不安。终于有一天，她决定对这件事做一个了结，于是她要求我推着她去和这些"不速之客"谈一谈。我照做了。伊冯义正词严地质问那些人为什么私闯民宅，并要求他们马上离开。一男一女两个工人站在那里，目瞪口呆，一动也不敢动。伊冯用她略带沙哑的嗓音冲他们大喊："我再也不要见到你们！把你们堆在我家的这些难看的架子收拾干净，然后赶紧离开！"

那些工人一个个都不知所措，他们只知道自己是被雇来干活的，他们只不过是在老老实实地干着他们该干的事。他们听到伊冯的训斥没有做出任何回应，但伊冯似乎对此并不在意。我把她推回房间，她看上去很得意。"我总算和他们说清楚了！"她说。我确信，那一刻，她感觉捍卫了自己的权利，让全世界都听到了自己的声音，她的需要彻底得到了满足。

后来我们聊天的时候，我才意识到她其实并不想让工人停止工作。她的确不理解那些脚手架和工人为什么会出现在她家，但困扰她的并不是这个。她只是想让大家知道她才是这栋房子的主人，她需要被看见和尊重。她才不在意那些乱七八糟的脚手架呢。

我回去跟那些工人简单地解释了几句，我告诉他们伊冯真实的意图是什么。我听到的回应是"这位老太太真可怜"。他们对她表示了同情。

这个回应并没有给予伊冯真正的支持。从任何一个角度来说，伊冯都不"可怜"。首先，她并没有受苦——她当时的健康状况非常良好。从经济条件来说，她生活安逸。很明显，她一点都不可怜，她刚刚训斥了那些工人一顿，她对此很满意！

我们要求工人定期向伊冯汇报工作进展，向她解释在她的房子里和房子周围都做了什么。她并不太明白他们所说的，但还是那句话，这些并不重要，重要的是她需要被认可。尽管在那以后她依然经常忘记那些脚手架存在的原因，就像从未见过一样，但自从她感觉自己作为主人的身份被认可之后，她的反应淡定了很多。工人定期汇报这一行为满足了她被认可的需要。

伊冯渴望被认可和被承认这件事并没有令她感到软弱和自卑。表达出她的需要就像一份独立宣言，告诉所有人她是有力量的，而且她不会放弃这份力量。她意识到了这一份需要和价值，这让她无比强大。

如果我们能意识到失智症影响的是关系中的双方，就会发现我们人为地将"可怜的受难者"和"正常人"进行区分是毫无道理的。有时候患者的家人、朋友或照护者承受的压力可能更大，他们可能比患者本人更痛苦。而失智症患者呢，可能正享受着一段从未有过的惬意时光（这当然值得庆祝）。同时我们也要看到一位天性快乐的失智症患者并不一定会带来一段快乐的失智照护关系。他的配偶、家人或朋友可能依然会感到身心俱疲。他们可能正背负着前所未有的压力和重担——在精神层面、身体层面、经济层面、社交层面或这些都包括在内。这种痛苦往往无法获得患者的理解，因为后者通常不介入购物、清洁、个人护理或喂养等这些琐事。所以失智症直接影响了患者，间接影响了其照护者。将双方的需要都考虑在内，才能建立一段真正令人满意的失智照护关系。

　　失智症本身并不是痛苦的源头。痛苦或身心不健康的状态，其实是需要（通常是没有人觉察到的需要）未被满足的结果。一个人充分满足自己需要的能力可能会受到疾病的影响，甚至是严重的影响，但大脑的生理或认知状态本身永远都不是痛苦的唯一原因。

**　　一位天性快乐的失智症患者并不一定会带来一段快乐的失智照护关系。**

第 四 章

致力于生活

生活的真相存在于你的感受中。

……面对那些不请自来的情绪旋涡时，

我们不需要评判，

即便做不到调侃，至少也可以仁慈对待，

一切都只是过程。

——斯蒂芬·莱文，美国诗人

04

　　我听过人们用"生不如死""绝症"或者"无期徒刑"一类的词汇来形容失智症。这样的说法非但不正确，而且无法让我们过上有意义的生活。这样的语言让我们无法认识到这样一种可能性：失智症患者也可以活得很好。而且它完全无视正在世界各个角落真实发生的事——无论大脑状态好坏，失智症患者都逐渐意识到他们可以充实地生活，至少可以有意义地生活。

　　我们需要的是丰盈生命的语言，而不是否认生命的语言。马歇尔·卢森堡博士把这种语言叫作非暴力沟通。暴力的反面是和平。非暴力沟通是一门能带来和平、重建连结的语言。它是一门让人类从断联重新走向连结、疗愈分离感、让我们重获生机的语言。所以它也叫生命的语言。

生命的语言

　　从我们呱呱坠地之日起，我们就通过不断照顾我们的需要，实现我们的价值，让自己保持活力。身体层面的需要和存在意义层面的需要是一体的。健康的体魄让我们感觉浑身充满活力，价值得以实现的喜悦同样会带来存在感。

我们跟随生命的召唤和指引前行，当我们的需要没有得到满足时，我们的心也无处安放，我们会逃避、挣扎。我们着急上厕所的时候，身体会有反应。同样，当尊重和包容的需要没有得到满足时，我们的内心也会有波动。

所以当感觉匮乏时，我们会挣扎；当需要被满足时，我们会如释重负或欢欣雀跃。

人类的情绪光谱，一边是需要未被满足时的巨大伤痛，另一边是需要得到满足时的喜悦。我们的感受来自我们心灵的渴望是否被满足。当需要得到满足时，我们感受到安宁，感受到完整或满足。感觉就像一轮满月一样，充满希望、喜悦、祥和、感恩。

有希望的

全神贯注、警觉、好奇、自信、赋能、陶醉、受鼓励、精力充沛、参与、专心致志、热情、着迷、期待、深深吸引、受启发、感兴趣、饶有兴致、关注、乐观、开放、沉浸、被激励……

喜悦的

惊奇、愉悦、兴致勃勃、热烈、震撼、敬畏、赞叹、高兴、热切、欣喜若狂、着迷、兴奋、兴高采烈、开心、精力充沛、欢欣雀跃、充满生机、热情洋溢、满足、容光焕发、惊喜、激动、欢乐、充满活力……

平和的

幸福、平静、头脑清醒、舒适、满足、有生气的、镇静、充实、柔和、安静、放松、释放、休息、恢复、苏醒、满意、安全、安详、静止、宁静……

感恩的

关爱、感激、慈悲、友好、感谢、受鼓舞、充满爱、感动、开放、自豪、同情、温柔、触动、信任、温暖……

相反，当我们的需要没有得到满足时，我们会感到不满和不舒服。就像我之前提到的漫画中的那轮新月，我们感到空虚、沮丧、不安、恼怒、疏离。

断开连结的

疏离、冷漠、羞耻、无聊、冷淡、灰心、有距离、疲惫、慌张、郁闷、愧疚、无望、漠不关心、孤独、麻木、懊恼、悲伤、不自然、没有兴趣、退缩……

沮丧的

极度痛苦、丧失、灰心、压抑、毁灭、虚脱、抑郁、心碎、绝望、受伤、无精打采、倦怠、忧郁、困倦、疲劳、不开心、筋疲力尽……

恼怒的

生气、惊骇、鄙夷、厌恶、不满、失望、暴怒、愤怒、挫败、憎恨、惊恐、不耐烦、激怒、非常生气、勉强、气愤、怀恨、懊恼……

不安的

担忧、焦虑、焦急、惊慌、烦扰、害怕、多疑、恐慌、烦躁、恐惧、惊吓、怀疑、惶恐、烦恼、不自在、气馁、心烦意乱、戒备、担心……

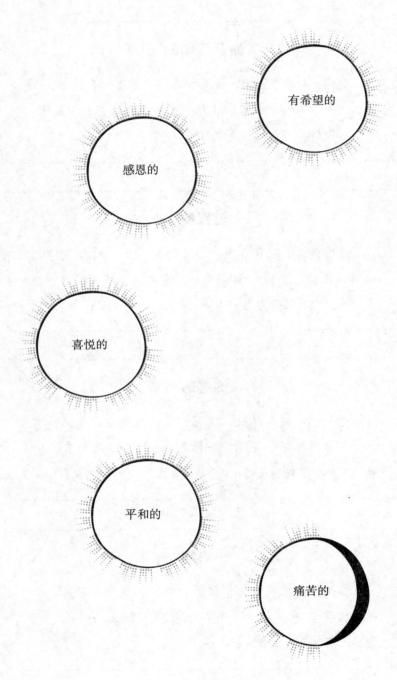

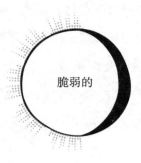

脆弱的

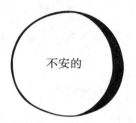

不安的

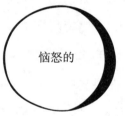

恼怒的

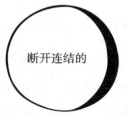

断开连结的

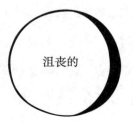

沮丧的

如果我们感觉自己好像死了、身体僵硬或者毫无知觉，这依然代表我们还活着。因为我们永远有感受，有需要。我们有时候认为自己没有任何感受，还因这会让我们免于受伤而沾沾自喜，但是，没有感受仅仅说明我们对内在生命缺乏觉知，不管我们是否注意到或认可，生命都如大江之水，永不停息，人的一生当中，时时刻刻都会有感受。

国际非暴力沟通中心认证培训师、《与自我共鸣》一书的作者莎拉·佩顿说，你越允许自己在身体和精神层面上去感受，你越能看到你最深的渴望和感受之间的连结。换言之，要想探索我们内心深处美好的品质，我们需具备感受的能力。那些情绪和感受，是我们内在需要的信使。

当多莉指责我在背后算计她时，我很生气，因为我渴望信任。在整件事中，信任是我最看重的东西。最初我觉得我看重的这份价值缺失了——多莉和我之间不存在信任。但我想到了那个更宏观的视角，那个更完整的图景：尽管月亮有一部分处于黑暗中，但那个完整的月亮一直在那里。从这个角度出发，我就能有意识地做出选择，去彰显和抱持这份信任，或请求多莉相信我的善意，相信我在乎她的需要，从而让信任重新回到我们的关系当中。

让月亮从黑暗和空洞的状态重新回到圆满，有很多种方式。任何时候只要我们将意识之光照进我们鲜活的内在，无论那里是空虚的还是喜悦的，无论我们的需要是否被满足，我们都已经朝着更光明和更圆满的方向前进了。就像月亮走出阴影，迎向太阳。而当我们意识到自己的需要时，我们就能校准方向，做出相应的调整。这是生命的自然规律。

《重新探讨失智症》一书的作者汤姆·吉特伍德对失智症患者身心失调的表现和指征进行了大量研究。他发现这些患者有大量的感受、内心波动和情绪。不幸的是，这些内心活动往往让他们与生命背道而驰。一些患者变得封闭退缩——他们收回注意力与热情，取而代之的是冷漠；一些患者长时间陷在难过和哀伤之中不能自拔，对周遭失去兴趣，越来越游离在人群之外；一些患者表现出倦怠和无力；而另一些患者则显得极为烦躁、愤怒和绝望。

人如果真的死了，是感觉不到绝望的。不论一个人看上去多么没精打采，那依然透露出他们对圆满和光明的渴望，只是方式不同。如果失智症患者真的"走"了，他们是不会感觉到分离或痛苦的。相反，恰恰是这些无法忽视的感受暗示了那些未被满足的需要的存在。非暴力沟通这门以需要为核心的生命的语言，让我们把这个过程看得更真切。类似神经损伤和残疾这样否认生命的表达，只会让我们更难与失智症背后那个真实的生命相遇。

无视生命和需要的语言会让很多人陷入压抑或愤怒。一份失智症的诊断书在人们的脑海里可以瞬间变成死刑的代名词。所谓的死，是指生命在不知不觉中一点点被吞噬（比如记忆、认知和能力）。失智症患者看上去是游离的，好像灵魂已飘走。他们不是在自己家中，就是在社区的养老院里，但大多时候门庭冷落，无人问津。有人说失智症患者生活的地方死气沉沉，其实则不然，生命从未远离，远离的是我们对生命的觉察。

失智症患者常常敞开心门，将需要没有被满足的痛苦向世人袒露，我们原本可以借此机会一探他们的内心世界，但我们习惯了视而不见。

忽略他人感受的人，通常也会忽略自己的感受。一旦你学会承认自己的感受，你就会发现那些失智症患者拥有的感受你也有。不论是患者还是患者身边的亲朋好友，看到医院的诊断书都会沮丧难过。对患者来说，这是个绝症；对其他人来说，代表着沉重的照护工作。每个人的心都跌落谷底。人在极度痛苦的情况下会选择屏蔽痛苦，选择与痛苦隔离，这是很常见的。

可是当我们远离心灵，我们就无法与他人连结。心是连结发生的场所。无论我们的心是喜悦的还是悲伤的，由衷的给予和接受都会在这个场域中来回流动。

非暴力沟通这门生命的语言，带来了一种新的沟通方式，它并不是要消除痛苦，而是将痛苦转化成甘甜和丰盛。这种新的沟通方式让我们无须回避内心真实的痛苦也能建立彼此的连结。

满足需要的一千种方法

让所有人永远都满意是不可能的，至少我还没找到方法。但我知道建立连结是可能的，在一段关系中，让每个人的需要都被看见是可能的。然而，大部分人对于满足需要有两大误区：

第一，满足需要意味着得到我们想要的。

第二，关系中双方的需要（可能）是互相冲突的。

　　我们不需要太多的人生阅历就会发现，不可能永远都得到我们想要的。需要能被满足吗？有人觉得这样的想法太天真，所以干脆放弃自己的需要。尤其是当我们发现自身的需要在关系中可能带来不和谐时，更会如此。于是我们便误以为更合理、更富有同理心的做法是一味地满足对方的需要，或尽量遵循对方的价值和原则。

　　照护者通常会坚定地认为其他人的需要比自己的需要更重要。这种信念一般是在他们的生命早期在他们表达需要时遭遇频繁的打击或惩罚而形成的。认为他人的需要更重要会导致自己的需要得不到满足。

　　马歇尔·卢森堡博士指出女性往往很早就被暗示一件事："爱"意味着"牺牲"。

　　在这样一个世界里，承认并表达自己的需要常常会被严厉地谴责，所以我们内心充满恐惧，不敢这样去做。女性尤其容易受到这样的批判。几个世纪以来，充满爱的女性形象一直与牺牲和忽略自己的需要、只顾他人的感受紧密联系在一起。因为女性在社会化的过程中，将照顾他人视为自己的最高职责，这使得她们往往忽略了自身的需要。

　　即便感觉自己的身体已被掏空，已经力不从心，照护者（无关性别）依然认为自己除了奉献和付出别无选择。当你浑然忘我、一心只顾他人的时候，试想一下那个被你忽略的自己到最后会多遭人嫌弃（请原谅我这样说）！以我为例，当我不能诚实地表达自己的需要时，我就会成为一个满腹牢骚的怨妇。这些错乱的行为完美地掩盖了我们真实的需要，而同时我们又指望对方能看到这些乱码并将其解密，读懂我们的心声。我们这种自我忽视和牺牲不仅对对方无益，反而会让他们陷入痛苦。我们会在不知不觉中要求别人为我们的痛苦负责。没有人愿意生活在这样的关系里。

同样，对自己的需要缄口不谈，也是行不通的。如果不去滋养你的需要，很快你就会因劳累过度而倒下。这种关系是不可持续的，你的能量很快会被耗尽。无视我们的需要，无视那些对我们重要的事情，关系的良田终将变成荒芜的沙丘。最终，原本存在于你内心的所有美好的品质将无法滋养你们的关系以及你关怀备至的那个人，除非你能停下来倾听自己的需要。

想要在失智照护关系中成就彼此，我们需要一个更广阔的视角。这个视角涵盖和承载了照护双方的需要。当我们仔细检查自身和对方的需要时，会发现很多需要都是重合的，就像关系中的共有资产。这些需要包括尊重、温暖、理解、安全、休息和乐趣。

"这个需要列表上还少了一项，"在我的一个工作坊上，大家一起学习了人类共同的需要列表，一位女士半开玩笑地说，"抽烟没被包含在内，可我确实有这个需要！"

我问她抽烟能带给她什么，试图引导她思考抽烟满足了她的什么需要。抽烟就像金钱或房子，永远不是目的本身，它仅仅是一个策略。金钱可以带给我们安全感，房子可以满足我们的归属感。

我们之所以会想方设法让自己开心是因为那背后的需要。想抽一根烟，或者希望银行里有可观的存款，显然是因为这些事能让我们获得些什么。我和这位女士讨论了抽烟在她生活中扮演的角色，很明显，只要她还坚信抽烟就是她的需要，她就很难戒烟。

她解释说，她是一位单亲妈妈，要照顾身患残障的大儿子，还有两个弟弟。家庭的重担让她每天都疲于奔命。她是一位对自我要求很高的妈妈，从不抱怨，但也从不允许自己停下来休息……抽一支烟是例外。出门抽一支烟的工夫能让她呼吸一些自由的空气（这听上去也许很可悲），就像她说的，"对她有好处"。抽烟的那个间隙是她唯一不会自责的休息时间，唯一能照顾自己的时间。她抽烟上瘾是因为抽烟是她满足自己的个人空间、让自己自由和放松的方式。

可见这个习惯对她来说有多么重要——如果不抽烟，她就不知道如何获得放松和自由，而没有了这些，她的生活会很麻烦，甚至无法承受。

随着我们继续探讨需要（比如自由和放松）和策略（比如抽烟）之间的区别，她沉默了，甚至可能有一点生气。我们执着的事情原来并非我们需要的，我们只是以为我们需要，而它并不一定真正对我们有益。承认这一点并不容易。这位女士试图用一个策略去满足她的一些重要的需要，只不过这个策略还使得她的肺部留下了一团阴影。这个过程像被泼了一盆凉水，人清醒了，但不好受。

其实有很多方法可以满足我们人类对于空间和自由的共同需要。每个人都可以有自己的选择。

一段时间之后，我又遇到了那位女士，让我开心的是，她已经决定和孩子们一起养一条狗。养狗之后需要定期到户外遛狗，这样一来，她在不牺牲健康和保持自主的前提下还满足了对个人空间和自由的需要，而健康和自主的需要无法通过抽烟成瘾来满足。她能够更精准地满足自己的需要了，从而也更能舍弃那些无法服务于她的欲望和冲动。

当我们不断发现自己的需要并善待它们时，会有无数的可能性展现在我们面前。我的一位非暴力沟通的导师柯尔斯顿·克里斯滕森喜欢说这样一句话：每一个需要都有一千种办法可以满足。只要我们清楚我们真正需要和在乎的与满足这些需要的策略之间的区别。

将需要和如何满足需要混淆，会有严重（我说的是严重）的后果。

当我对自己说，我一无是处，这没有满足我接纳的需要，这种自我对话将成为一种让我与我的渴望断开连结的自我攻击反应。

一个人想出去抽支烟好让自己呼吸一点新鲜和自由的空气时，她得到的与她需要的刚好相反。当我们以和平的名义发动战争时，我们也不太可能获得我们真正渴望的和平。

将我们的需要和策略明确区分是一个关键。要选择有可能真正对应并满足你的渴望的策略，这样你也能帮助他人做到这一点。

失智症并不会影响一个人的需要和价值。不管是否失智，人们都渴望自由、选择、安全、幽默和友谊。这些需要是我们建立关系的基础，是连结心灵的那一根纽带。换句话说，需要带来连结，而不是分离。

这些需要是我们建立关系的基础，是连结心灵的那一根纽带。换句话说，需要带来连结，而不是分离。

　　这也带我们来到了第二个误区：关系中两个独立个体的需要（可能）互相冲突。

　　大部分人都认定我们无法满足每个人的需要，这种信念将我们禁锢于"非此即彼"的二元对立中。于是照护者认为自己只有两个选择：要么做失去自我的奉献者，要么成为以自我为中心的利己主义者。这样的选择题根本就不可能有答案！

　　要知道，我们可以有很多方法去满足需要，不用轻视某些需要，更不用否认某些需要，意识到这一点对所有人都有好处。我多希望在我还是小女孩、跟家人一起生活的时候就能明白这一点啊，它能化解很多普通家庭里的小矛盾，而不仅仅限于失智症这种复杂的情况。

> **承认每个人的需要，你就不用面对这道没有答案的选择题：是成为失去自我的奉献者，还是成为以自我为中心的利己主义者。**

　　我和妹妹小时候共用一个房间。让两个处于青春期的女孩同在一个屋檐下已经是个灾难了，更何况还要共处一室。我们无休止的争吵和不停上演的世界大战，让我的爸妈束手无策，我们自己对此也很厌倦。如果当时的我们能知道如何更有效地沟通，知道其实可以不用你死我活，该多好。

　　我们经常发生的冲突就是放学以后各自想干不同的事。妹妹出于娱乐和玩耍的需要，想看电视上最新的 MTV，而我在结束了一天的学校生活之后，想要安静地休息和读书，享受一个人的独处时光。妹妹玩耍和娱乐的需要与我休息和独处的需要看似很矛盾，我们也是这么认为的，所以就有了我们之间的战争。

这些争吵并没有让我们得到自己真正在乎的东西。我们俩的需要都没有得到满足：她没有享受到她想要的乐趣（反而听到了很多难听的话），我当然也没有满足自己休息的需要。我们两败俱伤。

那时候的我真希望她能消失。她太烦人了！如果没有她，一切都很完美。妈妈没生她之前，我觉得很幸福。

我非常庆幸这个少不更事的心愿没有实现。很多故事告诫我们，许愿的时候要小心，我们选择什么样的策略来满足我们的愿望，同样要小心。

如果不了解我们的内心就试图去满足需要，那是徒劳的。我们采取的策略通常是基于通过贴标签、指责他人而得出的与现实情况相违背的结论。我们没有选择对自己最有益的策略，而是盲目选择了伤害彼此和让彼此彻底断开连结的办法。想看到更多的可能性，我们首先需要了解我们的内心。

> **不存在两个相互冲突的需要。每一种需要都在用不同的方式滋养着同一个生命。**

如果我知道我仅仅是需要一些休息（而不是消灭我的妹妹），那我就可以有更多富有想象力的解决方案，而不是和她大干一场。

我本可以请求她在我小憩的时候戴上耳机；或者我可以放学后去爸妈的房间休息，我知道他们是不会介意的；或者我妹妹可以去客厅看电视。我们忽略了这么多简单可行的选项。

后来的我，作为一个成年人、一位非暴力沟通的学习者和多莉的照护者，对于内心发生的一切有了更多的觉察，从而对自己的需要有了更多的意识，并且我也能猜测多莉的需要。我知道我渴望信任，而且我也很确定她极其看重参与和融入。尽管如此，要想找到一种可以满足我们双方需要的策略，还需要多尝试。

比如，我们把多莉的音乐会门票放在某个显眼的地方，例如她的咖啡桌上，这样她就能知道票已经买了而且她随时能看到。这个方法对我也很有帮助（虽然是暂时的），因为多莉看到门票很开心，她不会再控诉我偷偷摸摸背着她买票了。票就在她眼皮底下！这个方法一直很奏效，直到她决定把票放到另一个她觉得安全的地方……再也找不到了。于是我们需要换一个办法。最后，我们写了一张字条，上面清清楚楚地写着票已预订，已付款，在音乐会开始前去取即可。这个办法让我们都从猜疑和怨恨当中解脱出来，我们的相处也轻松了很多。

我们需要同时从失智症患者和照护者，也就是关系中的双方的视角去看问题，这样我们才能有一个更大的视野。这样的视野可以创造更多连结的机会，更多与失智症共存共生的可能性。

一旦有了更大的视野，我们就可以开始学习一些建立连结的具体技巧了。这是我们接下来要谈论的内容。

第二部分
亲自体验

照护可以让自己的生命变得充实。无论是以照护者的角色还是不做照护的时候，你都可以找到很多方式去满足自己的需要。你只有承认自己的需要，才能更好地与他人产生连结。

如何与自己连结

- 养成自我同理、每日清理情绪的习惯；

- 找一个安静的私人空间进行自我反省；

- 对自己当下的感觉和感受保持警觉；

- 去**感受**你的感受，而不是**思考**你的感受；

- 要学会将所有的感受当成一种提醒，让我们知道自己的需
  要是否得到了满足；

- 通过自我同理或人际互动关注自己的需要，增强你的内在
  力量。

第 五 章

培养同理心

很多时候，我们之所以对他人爱莫能助，首先是因为我们没有为自己着想。

——佩玛·丘卓，佛教徒、作家

05

你在旅途中可能会使用手机导航，但如果不清楚你的出发点，任何 GPS 都无法帮助你到达目的地。不清楚自己当下的位置，是不可能去往任何地方的。

同样，你只有先和自己建立连结，才可能与他人建立连结。作为失智症患者的照护者，要建立一段良好的失智照护关系，你是不可或缺的组成部分。与他人建立连结，并不是要与他人融为一体甚至失去自我。要建立紧密的连结，你首先需要是一个独立的个体。

因此，在失智照护关系中，千万不要忘了自己的存在。

当年我和丈夫结婚时，我们仔细计算了婚礼的来宾人数，并安排好了足够的座位。但就在仪式马上要开始的前一刻，有人突然发现，我们竟忘了把自己算进去，所以椅子的数量少了两把。当然，这个小问题当时很快就解决了，但我由此意识到人们有时是多么容易忽视自己，即使是在自己的婚礼这样重大的场合。本章的内容就是关于如何把自己考虑进去。无论什么时候加一把椅子都不算晚。

成为失智照护关系的一部分，意味着我们也要重视和关爱自己。非暴力沟通提供了一个让我们可以充分照顾自己的流程——通过觉察我们所有的感受和需要并做出回应（不忽略任何一个）。这种通过体会自己的感受和需要来更好地了解自己的非暴力沟通练习叫作自我同理。越了解和承认自己，就越能领会连结的美妙。而想要真正知道连结的滋味，亲自体验可能是最好的方式。

关爱自己

你听说过有人因为没时间就不保持个人卫生吗？我这周太忙了，所以我5天都没刷牙了！真有这样的人吗？

反正我没听说过。但确实有人无暇顾及自己的感受和需要。他们无暇去做自我连结和情绪清理，或者用非暴力沟通的语言来讲，无暇进行自我同理。

照顾自己不是自私的表现。你或许以为自我同理是自己的事，与他人无关，但事实并非如此，它会影响到你接触的每一个人。试想如果你整天蓬头垢面不修边幅，会给身边的人带来怎样的影响？当心灵堆积了污垢，它同样会影响你的亲近和所爱之人。你的内在状态以及需要得到满足的程度，决定了你同理他人的能力。它同样会影响你的想象力和想出让生命更美好的策略的能力。拥有想象力意味着你拥有灵活机敏的头脑和一颗能够同理的心。

自我同理的练习可以融入日常生活中，就像刷牙和洗澡一样。

练习自我同理

你随时随地都可以进行自我同理的练习。但我的经验是，停下来为自己找一个安静独处的时间，更有助于实现自我连结。照顾自己的需要不需要理由，但如果你正好在与他人交谈，可以找个理由暂停一下，或离开现场，给自己一些空间反思。说到这里，自我同理和搞个人卫生还有一个共同点——这两件事你都可以在卫生间里完成。记得有一次，我的非暴力沟通导师伊丽莎白·英格里斯在主持小组交流时离开去卫生间。后来她告诉我，她是利用这段时间去和自己连结，进行自我同理，卫生间为她提供了一个很方便的场所。而生活中的一些碎片时间，诸如茶歇、上班路上、遛狗等也都可以成为重新连结的好机会。

每天培养对自我的同理非常重要，因为你很重要。你对自己而言很重要，对你照顾的人而言更重要、更不可或缺。没有你，就不可能有任何连结发生。你都不在了，还能和谁连结呢？练习自我同理可以帮助你面对生活中突如其来的风浪。与自己内心的最深处紧紧连结，你才能帮助他人渡过难关。

因为你是最能直达自己内心的人，你比任何人都更能同理自己。如我前面所说，关注自己的内心世界，练习自我同理，是满足自我需要最有效的方式之一。它是一种强有力的自我关怀。它非常安全，自己在家就可以完成。

莎拉·佩顿在她的《与自我共鸣》一书中指出，当我们与自我失去连结时，我们可能会出现毫无来由的突发的情绪失控。

当人们陷入情绪低落而不自知时，压力会随着时间的推移而慢慢累积，最后导致突如其来而又无法解释的情绪爆炸和失控——莫名其妙的暴怒、绝望的深渊、控制不住的哭泣。这些人似乎感觉自己站在一旁看着自己的绝望，同时又无法理解。你可能很难相信，这种情绪爆发其实是一种健康的反应——你的身体在要求自我关怀。在非暴力沟通练习中，我们学习到将所有的感受都看作提醒，它们会提示我们的需要已得到满足或未得到满足。疾病可能就是失去自我连结的一种信号。情绪不会凭空产生，你感到迷失，是因为你失去了坐标，不知道身在何方，不知道自己内心的"定位"。

我曾见过照护者经历严重的情绪崩溃，以至于无法继续照料他们的亲人。这种崩溃极可能是由于感受长期没有被承认而慢慢发展而成的。

所有人都需要更好地了解自己，更好地熟悉自己内心的那片土地。它会不断地从心底浮现，如果你能很好地了解它、熟悉它的地形结构，你就可以把它变成你的游乐场。相反，如果你任由这片土地荒芜，它就可能会变得危险而可怕，到处充满情绪的陷阱。

所以要向内看，把那个地方当作自己内心的家园，重新审视，向内感受。你心灵的眼睛需要适应内心世界的环境，然后才能重新聚焦。就像你刚进入一个酒窖，你的眼睛需要一段时间才能适应黑暗的环境。过一会儿，有些东西才能看到，有些情绪才能感觉到，有些需要才能体会到，这就是你了解自己内心世界的开始。我们只有熟悉自己的内心世界，才可能建立对自我的同理，从潜意识和被压抑的情绪夺回我们的内心世界，重获内在丰富的资源，让我们的生命更美好。

　　"我不知道怎么做"，这是一个很好的起点。因为"不知道"是一种开放的心理状态。第一步是开始试着了解自己，就像刚认识自己一样。你需要足够了解自己，才能有效地照顾自己的需要。大多数人在岁月的磨砺中已经不太认识自己，我们并不熟悉自己的内在。也许我们曾经偶尔推开过那一扇心门，但随后便迷失在那陌生的世界里。也许生活中的种种磨难所带来的强烈情绪让我们不知所措，也许我们担心一旦跨入那扇门就不知该如何出来，而当我们终于逃离时，身后的那扇门也永远地关上了。

　　另一种情况是，我们认为自己是那种不太情绪化的人，或者是"不擅长表达感受这类东西"的人。我们可能认为感受是非理性的，会让我们意气用事，做出让自己后悔的事情。或许思考已经主导和控制了我们的内在生命，我们甚至去思考我们的"感受"，因为我们从未学会（或者已经忘记了）如何去感受。这些真实的感受，连同我们抗拒的其他东西，被存放在一个我们很少过问的"地下室"。当我们向内看，什么都没看到的时候就认为没有任何东西可看。如果我们确实不清楚我们的感受，我们就会对自己的需要一无所知，就好像我们与内在所发生的事情无法同步。

> **我们"思考"我们的感受，因为我们从未学会（或者已经忘记了）如何去感受。**

想要与内心同步，我们就要对自己当下的感觉和感受更加敏锐。要问自己：我的身体现在有什么感觉？我有什么感受？不用说出你的答案，那并不重要。重要的是你对自己内在的那份好奇，它会引导你去探寻自己的需要：我此刻在乎什么？对此我想做些什么？

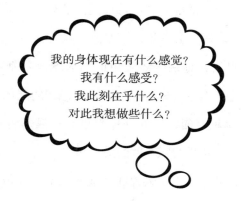

记住，失智照护关系需要你们双方共同参与。对自我进行同理至关重要，因为它能唤回连结。

断联会带来冷漠、隔阂、伤害和愤怒。我照料戈登的时候，他的妻子珍妮总会和我们保持一定的距离。我猜她是害怕自己走得太近或者话题一旦打开，就会触发太多的愤怒和憎恨而让她无法承受。所以只要戈登一来，珍妮就会马上（也许是无意识地）离开。看上去就像是因为他们的运行轨道再无交集，所以不得不保持一定的距离。他们被扔在各自的轨道上孤独地运行，互不打扰。日复一日的疏离让这对善良的夫妻断开了连结。

当关系逐渐枯萎，心灵断开连结，两人之间的连结就被宣判了死刑，这可能是人类心灵最痛苦的体验之一了。与肉体的痛苦不同，这种痛苦没有任何药物或针剂能够治疗。世界上最健康的饮食也无法让连结复苏。当心灵之门关闭，任何东西都无法进入。

矛盾的是，为了重塑对内在鲜活生命的感知，重建我们与自我和他人的连结，我们恰恰要经由这个最痛苦的地方——我们的内心。心灵的伤痛有很多种，有的人多愁善感，有的人麻木不仁——这也是另外一种形式的痛苦：心灵通过"装死"来逃避、远离、合理化、隔绝——宁肯失去感觉也不愿感受痛苦。

是不是觉得我在描绘浪漫爱情的幻灭或以悲剧告终的风花雪月？随便问一位被确诊的失智症患者，或他们的配偶或孩子，问他们是否仍能感受到心痛，也问问你自己。一旦痛苦的心灵开始封闭，不再去感受，断联的状态就会更严重。

当然，断联可能发生在失智症之前，很多人都是如此。可是当那份诊断书摆在面前时，我们尘封已久的心依然会被触发，痛苦、恐惧或愤怒会涌上心头。这些情绪的发生并不代表世界末日的来临。虽然那一刻的你根本不想体验自己的脆弱并袒露它，不想经历那份痛苦，只想不顾一切地关上那扇感受的门，可你要知道，失去连结的痛苦就是你生命的脉搏，触发这份痛苦的就是你内在生命的火花。

失去连结的痛苦就是你生命的脉搏。

脆弱能让真实的你展露无遗，它可以成为一种真正的力量。我们可以更坚强、更轻松地面对痛苦的情绪，因为情绪虽然令人痛苦，但伤害不了我们。我们只需如实地看见情绪的存在，它们可以带我们找到内心的渴望。

无论你呈现何种状态，做你自己就好。正因为我们不能坦然地接受和认可自己，所以我们经常设法自我逃避。有人曾说："做你自己吧，别人已经有人做了。"没有人可以成为你，没有人能取代你。

不舒服或紧张是断联的明确信号。你可能觉得身体不太舒服、胸闷或肌肉紧张，除了痛苦以外，你可能什么都感受不到，这时你就知道该陪陪自己了，而且是马上。但有时候你完全不清楚自己的状态，这种情况下，你怎么知道自己需要空间呢？

大多数人只有在被强烈地抨击和指责的情况下，才会意识到这些信号。一旦你发现对自己或他人有任何评判时，你就知道要自我同理了。我可能会这样评判自己和自己的工作：我太差劲了，我不够好，我应该更有同理心。我也会评判对方。在我照料戈登期间，我发现自己心里有一个声音：他总认为女性就是来服侍他的。这明显是一个评判。当我意识到我在评判他时，我立刻知道有些事让我感到不舒服了。因此，我并没有在头脑里继续编撰戈登是如何大男子主义的剧情，而是把它看作对自己的感受和需要的提醒。

承认自己时不时会对自己照护的人有这些刻薄的想法，无论对于有报酬的专业护工还是对于义务服务的家人来说，都很难。这种评判乍一听似乎与爱和关怀截然相反，但其实在每一个评判下面，都是指向我们赖以生存的需要和价值观的感受，或是诸如体贴、关爱和尊敬等这些美好的品质。如果忽视了这些评判，我们很可能会冒把孩子和洗澡水一起倒掉的风险，我们可能会拒绝那些提醒我们的需要获得满足或未获得满足的感受。不要去拒绝，要给自己充分的时间去自我同理，了解自己的需要，看看能为自己做些什么。

开启自我同理的过程，首先要意识到自己的评判性想法，然后不要被它牵着鼻子走，要将注意力转向你的身体。

你现在感觉如何？

你可能有一些不安的情绪，或察觉到身体某个部位很紧张，也可能没什么感觉。或者此刻你的脑海中充斥着无数的想法、观点和所有那些你想说或该说的话。

这种感受是热的还是冷的？体会一下它的温度吧，是炽热的、冰冷的，还是温的？冰冷的感觉往往与悲伤、孤独和疏离相关；而炽热往往暗示着生气、愤怒和沮丧。脱口秀演员史蒂文·瑞特曾有一句名言：绝望是没有激情的愤怒。我们的感觉有时候显而易见，有时则深藏不露。我们要做的不是纠正它们，而是承认它们。

无论什么感受，都要允许自己去体会它的温度。如果你唯一的结论是"我什么都感觉不到！"——好吧，那什么都感觉不到又是一种什么感觉呢？你可以说自己就是感觉空落落的，这没有问题，你并不需要给自己的感觉命名。感受就像孩子一样，渴望被关注，喜欢被看见。

这才是感受的真实意图：获得你的关注。你不需要对感受做任何事情，只是承认它就好。如果你的感受是一片空白，但你脑中又有千头万绪，那你需要停下来，想想自己可能会有什么感受。想象有一个不是你但又很像你的人，他如果置身于你的处境，会是什么感受。你想到了什么？

　　感受，和身体的疼痛一样，都是信使。身体出现疼痛的唯一目的是告诉你身上哪个地方不舒服、需要关注。感受也携带着信息，它们指向你的需要。你身上的某个地方出现了失衡，你可能立刻就会知道感受的背后是什么。你可能会想：我需要理解，我渴望欣赏。这些感受和没有被满足、没有被实现或是一些遥不可及、像梦一样的需要有关。而欢喜或满足的感受则提醒你，你的需要得到了满足，你的梦想成真了。

> **身体出现疼痛的唯一目的是告诉你身上哪个地方不舒服、需要关注。**

　　无论什么需要在呼唤你的关注，它们都早已存在。它们是你不可分割的一部分，是你的心在你耳边细语。我们生来就有需要，自然而然地就想去满足这些需要，因为随着需要得到满足，它就会转化成你之所以成为你的那份存在的品质。如果我渴望欣赏，那是因为当我受到欣赏、当欣赏的需要被满足时，我更能成为我自己。我会自然而然地变得更加善良、开放、耐心，而不需要刻意去展示一个"优秀照护者"的形象。

　　当需要没有被满足时，我们很难表现出善良、开放和耐心。而当我们的需要得到满足时，这些品质会自然而然地呈现出来，这个过程毫不费力（这让我们松了一口气）。你唯一需要一些意志力的时刻是当你鼓起勇气向内探索、去发掘什么是自己真正的渴望的时刻。

向内探寻、了解自己的真正需要，对某些人来说很困难，这一点我可以理解。如果你一直通过告诉自己某件事是对的来激励自己做事，这会使你滋生对自己的评判，让你把内心的感受当作麻烦或软弱的表现。你可能会想：我真不想这样做，但我必须做。

类似这样的自我对话触碰不到你的真实感受。你是否觉得忍无可忍、几乎就要崩溃？任何一种这样的情绪都会带你找到对你非常重要的东西，它们和你的照护工作同样重要。我想说的是，无论你的需要是激励、放松、愉悦还是其他任何东西，承认这些需要会让你更坚定地投身于照护工作，而不是让你变得"懒惰"或"不负责任"。通过自我同理，与自己的感受和需要建立连结，你是在确保自己有能力让自己和他人的生命更美好。

我们不需要在工作中力求完美，因为不完美能引领我们看到生命如何一步步走向丰盛。

接受不完美

有时候我并不会像自己希望的那样有耐心，有时候我做不到尽善尽美。好吧，不是有时候，其实大多时候都如此。有时候，你感觉很无力，自顾不暇，所以在失智照护关系中没办法做到那么周全。如果对方恰好也不在状态，那么指望他们能够给予你同理的机会是微乎其微的。如果你过度消耗自己早已捉襟见肘的能量和同理心储备，你们的关系将会剑拔弩张，你们之间随时都可能爆发战争。如果想让你的照护工作有意义、让人感到愉悦，你需要善待自己。

关于这一点，多莉给我上了一课。有一天，多莉去探望她最好的朋友贝丝——一位生活不能自理的阿尔茨海默病晚期患者。多莉回来以后显得非常失望，她说："我真不该去看她。她完全不认识我了，甚至不记得我们上次聊了什么，她彻底没救了。"

我在一旁听着，想着接下来她是否会联想到自己的状况，可完全没有，她好像根本没意识到自己其实和贝丝一样得了失智症。多莉觉得自己是"完全正常、健全"的人，和她"失智"的朋友完全不是一路人。她受不了和贝丝之间毫无意义的谈话，甚至怀疑贝丝还是不是她的朋友，她觉得她们曾经的友谊已随着贝丝残缺的记忆飘走了。"贝丝已经走了，我不会再去看她，那样只是浪费时间。"多莉说。

刚开始我只是有点烦躁，但随着多莉的滔滔不绝，我的不安和沮丧很快升级成了愤怒，我越想越生气。"你这个自私的家伙！很多事情你自己也记不住，有时候连几个小时前发生的事都记不住。虽然你无数次忘记朋友们的名字、把他们当成别人，或者说话词不达意，但他们始终对你不离不弃。可当你的朋友遭遇同样的处境时，你是怎么做的？你算什么朋友啊！你真是自私透顶、忘恩负义！"这样的想法不断地在我头脑里狂轰滥炸。

我觉得她不值得朋友们的付出和帮助，因为她是如此忘恩负义和刻薄冷漠。这些评判的声音更是让我怒火中烧。幸好多莉的园丁来了，我借机离开，到附近走了走。我边走边和自己对话，没有很大声，但那些想法都是用愤怒的红色的大写字母写成的，一个感叹号接着一个感叹号，一个咆哮接着一个咆哮。多莉在我心里的形象成了一个十恶不赦的人。评判会把对方变成简化的漫画形象。这是个明确的信号，它告诉我，我需要一些同理来化解内心的熊熊怒火和愤怒带来的痛苦。于是我边走边给我的朋友们打电话，他们是我可以随时倾诉的对象。

评判会把对方变成简化的漫画形象。

第一位朋友说："你不应该责怪多莉，都是因为阿尔茨海默病她才这么口无遮拦。"

第二位朋友说："如果你这样小题大做的话，这份工作你是干不长久的。忍一忍就过去了。"

第三位朋友说："我知道你的意思，我有个客户以前就像这样。事情是这样的……"

朋友们都是好意，他们试图理智地分析问题，给出建议，或者表示同情，但这些都没能触碰到我的内心。我需要同理。

我们不可能永远依赖他人的同理，但这并不是让我们对自己渴望连结的需要置之不理。莎拉·佩顿曾说过，人类生来就是彼此连结的。这种连结的需要是如此根深蒂固，以至于我们自身的神经系统就可以充当慈悲的见证者。自我同理是用自己的耳朵，倾听自己内心的声音。此时的我需要被倾听，而我自己正好可以这样做，所以我停下来，仔细倾听我自己。当我回想起多莉说的话，我感到紧张。当我回想起自己对此的想法，我感到愤怒。但当我去感受自己的感受，而不是去思考它或向别人解释它时，我感受到一种强烈的渴望——对善良和体贴的渴望，这是我十分看重的两种品质。我同样看重失智症患者能被关注、理解和包容。

自我同理是用自己的耳朵，倾听自己内心的声音。

啊，意识到这一点真让我如释重负！是的，我看重这些东西。善良和体贴的价值，如此鲜活地存在于我的内在。我可以守护它们。当我们对自己的价值观和需要无比清晰的时候，外在的一切也自然变得更清晰。所以当我们体会到同理的力量时，我们经常会说"一切都很好"这类的话，而且确实觉得一切真的都很好。这种感觉很满足、很充实，就像新月成为满月。

直到我把注意力回归自身，我才看清这一点。只有当我真正向内观察，而不是急于去寻找办法来纠正别人或自己的行为时，这一切才可能发生。而当我放松下来时，我意识到多莉其实也在表达自己的痛苦。我能想象，当贝丝认不出她时，她也许感到受挫、伤心或失望。对多莉来说，她对认可、连结和友谊的需要没有得到满足。她的那些话，只是在表达她对与贝丝连结的渴望。

那天吃晚饭的时候，我提到了这件事。我做好了倾听她的准备。先关注自己的需要和看重的价值是非常必要的，然后我就能轻松地向多莉敞开心扉了。

你自己的状态对于失智照护关系非常重要。与失智症患者的关系能否良好，你是很关键的因素。没有同理心和内在力量的发展，你与患者的关系不可能茁壮成长，开花结果。相信我，这两者都是你需要的。

需要同理时，大声说出来

在失智照护关系中，有时候我会感觉缺乏力量，这时我会寻求对方的同理。我们请求他人给予同理倾听，这无可厚非，但如果对方有认知和理解障碍，那我们对此就不能太乐观了。不过，我从克莱尔那里学会了一件事：认知障碍并不影响心与心的连结，只是需要花一点时间。

有一天我们走到克莱尔的衣帽间（我每天都要在那里帮她穿衣服），我暗自思忖，这次又要花多长时间呢？

穿衣服能花多长时间呢，是吧？一边是衣服，一边是克莱尔，还有作为照护者的我，我们都想尽快让她穿好衣服。但她每天穿衣服要花费的时间就像彩票开奖一样，也许是 10 分钟、20 分钟、30

分钟、40 分钟、50 分钟、一小时，甚至更长。我把它叫作"衣帽间现象"或"让我抓狂的地狱"。在这个小小的空间里，时间好像凝固了，我们被困在里面很久很久。

导致这种状况发生的原因有很多。

首先，虽然克莱尔已经快 90 岁了，但她依然非常讲究自己的穿着——不仅要舒服，还要好看。我原以为，人到了一定年纪便不会在意外表了，只要舒服、干净就行了。很显然，克莱尔并不是这样的。有时候，即使我们一天都待在家里，而且就我们俩，也完全不会影响她对衣服精挑细选的节奏。她关注的是穿上这些衣服之后自己的感受，以及她看上去怎么样。虽然她的视力已经严重退化，眼科医生一直在想办法帮她提高视力，但站在镜子前的克莱尔，仍旧目光如炬，不放过任何细节。衣服的颜色稍有偏差，或者有一点小小的污渍，都逃不过她的眼睛。她的标准高得离谱。

造成"衣帽间现象"的另外一个因素就是失智影响了克莱尔做决定的能力。有意思的是，她也很清楚这一点。换句话说，她知道自己以前是有能力做决定的，所以希望自己现在也能根据自己的需要做出选择。

另外，克莱尔很难用准确的语言表达自己的想法，她经常说不出自己想找的衣服。这时我会猜她想找哪件，然后帮她找。有时我会猜中她想说的话，更幸运的时候，甚至能猜对她想找的裤子，但整个过程依然不太顺利。

克莱尔的真实身材和她想象的差距很大。在我认识她之前的那几年里，她的体重增加了不少，很多衣服都不合身了。糟糕的是，其中包括很多她很喜欢的裙子和裤子。即便我们终于在衣柜里找到了她喜欢的衣服，那些以前她穿着又舒服又好看的衣服也因为尺码不合适而不能穿了。同时，新买的衣服她一般看不上，因为她认为它们看起来太大了，尽管实际上那才是合适的尺寸。

克莱尔从来不会咄咄逼人，但是在衣帽间待上 50 分钟会让她变得非常易怒。最后她会长叹一口气，那是充满怨气、意味深长的一声叹息，好像在说，要么你是个白痴，连帮我穿件体面的衣服都做不到，要么我自己是个白痴……这种时候我就需要用同理心来重新诠释她对我的臆测。

刚开始我曾尝试速战速决，找一些我确定她会喜欢的衣服。我会选一些好看、暖和、舒适、干净、合适又优雅的衣服给她，并故意把其他衣服拿走，以免分散她的注意力。如果我们赶时间，比如她有访客要接待的时候，她会接受我的建议，穿上那些好看、暖和、舒适、干净、合适又优雅的衣服。只可惜这样的时候很少。

她最喜欢的颜色是海军蓝。有一天我帮她准备了颜色正好、大小也合适的衣服。

"嗯，衣服是不错，"克莱尔说，"但是我已经穿了很多次了。"（我知道她说"穿了很多次"，意思是"我想穿我喜欢的衣服"。）

"我们能不能穿……"克莱尔在努力寻找合适的词语来表达她的意思，这时我就会去猜："裤子？"

"对！"

"你想穿这条蓝色的吗？"我试试运气。

"不，要其他的。"

"海军蓝？"我觉得如果给她一些颜色供她选择的话，她可能会选以前她喜欢的那些。但那天我没那么幸运，因为她回答："不是。"

"黑色的？"

"对！"

完了，我们有麻烦了。

我知道她说的是哪条黑裤子，那是她的最爱。重要的不是颜色，也不是品牌，而是那种熟悉感。她可能视力变差了，记性变差了，但她很了解自己的衣橱，失智改变不了这一点。

"对！"克莱尔说，"它在哪儿？"

"就在这儿，但它太小了。你看，它的尺寸是10码，但你现在得穿14码。这条黑裤子的尺码小了。你觉得呢？"

"让我穿上试试。"

"恐怕你会失望的，还不如节省些时间呢。这条裤子是适合你的尺码，这些也是黑色的，你可以比较一下。你能看出这些衣服的尺码是不一样的吗？"

"能，其他那些都太大了，让我试试那条黑色的。"

几分钟以后，她还是没法穿上那条裤子。"我们试试那条蓝色的吧。"我说。

"那条太……太……大了。"（伴随着她那沉重的、忧伤的叹气。）

克莱尔觉得是裤子出了问题，或者洗衣机出了问题，再或者是洗裤子的人把衣服洗坏了。她记得上次穿这条裤子的时候（大概是两年前），它还很合身，怎么一夜之间裤子就缩小了？她忘了那个星期我们已经试穿了那条裤子四次，每次都不合适。克莱尔的病导致她很少会去反思自己的想法、理解或记忆。当然，她怎么会错呢？她一直都能做出正确的判断，这次怎么会不一样？

不管怎样，我还是努力做好自己的本职工作，表现出最大的耐心，直到她说："为什么我就不能穿上我最喜欢的黑裤子呢？你说这裤子到底怎么了啊？"

这次轮到我了。我重重地叹了口气，我的大脑在轰鸣，浑身紧绷。我听到了指责，我听到克莱尔说我是造成她裤子不合身的原因。我呼吸急促、心跳加速，我看不到出口。同时，我越来越担心克莱尔会着凉，因为衣着单薄的她站在那里很久了。

更糟的是，我的心也越来越冷。

到底是先照顾克莱尔选择衣服的自主权，还是先照顾她的安康（让她身体保暖），我被两个选择来回撕扯着。这其中还包括我自己的安康。

我越来越绝望，几乎濒临失控的边缘。我最受不了的是这一幕周而复始地发生。同样的冲突不断重复，像砂纸一样一点一点磨损着我的耐心。我虽然心里清楚失智症患者往往不能吸取教训和总结经验，但还是忍不住地想：她为什么就不能改变呢？她为什么就只能原地踏步呢？我希望她不再犯同样的错误，不要老想穿那些不再合身的衣服。今天是黑裤子，明天是那条套不进头的花裙子，我们每天早上都困在同一个令人厌倦的剧情里，我渴望至少有一些变化，希望有一些新鲜的元素加进来。

下一秒我突然回过神来：等等，停下！我自己不也在重复犯着同一个错误吗？一次又一次跌倒在同一个坑里。只要她去找那些穿不了的衣服，我就永远在启动同一个应对机制。

这简直太无趣了！

当克莱尔又在翻腾她的衣服时，我看到我背后的需要是希望我们俩都能轻松。但我的方法或策略却是一边被克莱尔的混乱牵着鼻子走，一边试图维护她的自主性，这对于我们俩来说，都是徒劳的。我们失去了连结。我是如何知道的呢？因为我的想法是：我真的受够你了！而她的评判是：你真没用，你把我最喜欢的裤子搞得不合身了，你还不承认！

这些指责毫无意义，于事无补。

所以我停下来，首先承认自己当下的处境。"克莱尔……我觉得这件事特别困难。"我说，用一种完全不同于以前"我是世界上最有耐心的人"的口吻。这是我第一次失去耐心，也是我第一次敢于表达自己。克莱尔很认真地看着我，努力想弄明白是怎么回事。我通过诚实地表达和袒露自己的脆弱，打破了我们之间旧有的模式。我们走出泥潭来到一个新的场景。

"我觉得这件事很困难，"我说，"我们已经在这间屋子里待了45分钟了，我感觉很挫败，因为我很想轻松一点儿，而且我有点担心你会着凉。"我表达着我的情绪和沮丧，以及最重要的，这件事一直重复发生让我很难过。

克莱尔准确地接收到了这些信息——她听到了我说的话。她花了几分钟消化这些内容。我想她可能很少碰到像我这样直截了当地表达自己的人。她很意外，经验告诉我这是件好事。意外常常能带来新的可能——当我们听到一些不寻常的内容时，只能停下来认真倾听。因为是意外，我们无法预测接下来会发生什么。通过改变旧有的模式，加入意外和不确定性，我满足了自己的需要：制造新鲜感，打破死循环。

虽然我们确实跳出了旧模式，但还没有建立连结。我不知道克莱尔会有什么反应，我不知道她会如何理解我说的话，直到她说："这对我们俩来说都很难，我知道。"然后她伸出手，想摸摸我的后背。（她摸空了，但这不重要。）

她的动作很笨拙，但她的意图很纯粹。我觉得好像有一股纯粹的悲悯浇灌在我身上。"别担心，我们会有办法的。"她说。我们彼此拥抱，在相互给予的同理中深深地接纳对方。

克莱尔对于那些裤子和衣服的事能理解多少呢？对于每天早晨都重复上演的这一幕，她有一丁点儿的觉察吗？除了她内心与生俱来的神性，我不知道还有什么会激发她那一刻的慈悲。

你很可能想知道接下来一个又一个的早晨发生了什么。克莱尔还是想穿她那条不合身的裤子，她还是能发现衬衣上任何一个小污点或瑕疵，但她不再埋怨我了。她好像知道我是她的朋友，好像记住了与我连结的那种感觉——即使我们后来又一次次上演"衣帽间现象"，但我们都放松了许多。这有点像玩游戏的时候虽然玩得很投入，但我们总能回到现实，心照不宣地知道刚才只是个游戏。

第 六 章

培养内在的力量

生命是多姿多彩的，

我们有多享受每一刻的乐趣，

我们就对自己有多慈悲。

——马歇尔·卢森堡，美国冲突调解人

　　所有生命的成长都需要一个养育的过程，这是大自然的基本法则。

　　人类、动物和植物都需要养分。虽然他们偏好的养分各不相同，但其原理是一样的。这个原则放之四海而皆准，对于没有生命的物体也适用，比如汽车。汽车偏好的养分是某种燃料。

　　我以前不太喜欢拿人和机器做比较，但我发现，是人类依照自己的形象制造了无数的模拟器或数字机器，它们像我们一样运作。不是我们像机器，而是机器像我们。

　　各种现代发明的机械原理其实和人类身心的运作是一回事，计算机软硬件的关系和人类身心的关系有异曲同工之妙。其中一个相似之处是它们都在其物理组件上运行着自己的操作系统。使用过电脑、智能手机甚至开过汽车的人都知道，这些设备都需要充电、加油、保养才能维持它们的运转。无论是机器还是难以捉摸的人的精神，都需要某种力量来推动其发展。

　　在照护过程中，我学会了用保养车的方式去培养我的内在力量。给电动车充电有两种方式，其中一种是把它开到充电站充电。

同样，照护者也可以通过自我同理为我们的内在力量充电。

但还有一种办法，汽车可以在行驶过程中自行充电，它可以通过相互作用产生自己的能量。

你不是车，但你拥有一种内在力量，它是可再生的生命原动力。它可以培养，可以生长，但它首先必须得到承认和照顾。

在需要中找到力量

"我自己没有什么需要，"一些照护者这样说，"为了满足病人的要求，我牺牲了我的需要。"有些照护者一天 24 小时都陪在患者身边，还有一些人满脑子想的都是患者。无论哪一种情况，照护者常常都是一门心思全都扑在患者身上。这就制造了一种幻觉：照护者和患者是"在一起"的。我们用接触的频次代替了连结。我会理所当然地认为我与某人之间是有连结的，因为他们非常依赖我，而且我们的接触如此频繁。但除非我真的用心了，否则我们之间有的只是依赖。

如果想要与对方真正建立连结，我必须先成为我自己。这听上去有些矛盾。我不是说要停止照护患者，不是说要与对方分开，而是要承认我自己的需要不同于这段关系对我的要求。在我看来，这是唯一能成就一段失智照护关系的方式。因为只要我还持有这样的想法——连结就意味着与他人彻底融合以至于失去自我，我就会榨干这段关系，还有我自己。

我通常以为自己知道对方需要什么，什么对他们有好处。当我在克莱尔的衣帽间和她僵持不下时，我常常担心她着凉，所以我认为她应该尽快穿好衣服。但真是这样吗？她什么时候说过自己冷？我以为我知道她的需要，知道什么对她有好处，我坚信自己想快点结束完全是替她着想，但难道我不也是为了满足自己对效率的需要吗？我认为只要她赶紧穿好衣服，她就会开心，就万事大吉了。我觉得她如果按我认为对她好的方式做，我们就会更亲密。

我供职的护理机构开展过一次问卷调查，结果显示客户经常对照护者表示不满："别误会啊，她人很好，温柔体贴，尽职尽责，但是我的天啊，她太能说了！整天和我聊个不停，好像生怕冷落了我。"对于被照护者来说，断开连结可能是他们最后的武器——和那个费尽心思取悦自己的人断开连结，是他们宣告独立和自主的一种方式。

有些照护者认为失智症患者整天郁郁寡欢，因此他们经常需要陪伴、消遣和闲聊。有时候的确如此。不过作为一名照护者，我需要问自己的是：我想要满足的是谁的需要，对方的还是我自己的？

从事照护工作并不是每个人职业的首选，更多时候是为了生计，而不是出于使命的召唤。如果有选择，大部分照护者可能会干点别的，不是吗？

想一想你为什么会成为照护者。如果你发现自己的答案是"不得不"，那就接着问：为什么？为什么你不得不？你这样做是出于爱吗？出于尊重或关爱吗？是因为你在乎吗？或是为家人做贡献的一种方式？不管你的答案是什么，它要么是你的一个需要，要么是满足你的需要的一种策略。

对我来说，成为一位住家照护者和陪伴者，刚开始的时候是出于经济和学业的需要，但我坚持了5年的原因是这份工作符合我的价值观和人生信条。我很享受被信任和认为自己有能力的感觉。我有机会被他人依赖，对他人有所帮助，这满足了我被赋能和被认可的需要。照护这件事不仅仅是对患者的关爱和照顾，它也可以成就你自己的生命。

但照护工作并无法一次性地同时满足我所有的需要，我也有悲观沮丧甚至惊慌失措的时候，直到我对自己承认我还有其他需要，比如选择、平等和轻松，我才在照护者的角色之外找到了满足这些需要的其他方式。而我的失智照护关系也因此被赋能，虽然这种作用是间接的。

与自身需要的连结，增强了我内在的力量。确实，对自己的感受和需要负责是需要勇气的。不指责任何事或任何人而扛起属于自己的责任，懦弱的人是办不到的。我们要清楚，别人没有义务让你感觉舒服。

我不断地告诉自己衣帽间里的那个克莱尔真是固执任性。我越这么认为，她就越磨蹭，而我对于效率的需要得到满足的机会就越渺茫。相反，我本可以更直截了当一些。我本可以遵循生气对我的提醒，对感受负起责任，承认效率对我很重要。生气是源于我的需要，而不是克莱尔的固执，但承认这一点让我很恐惧，因为我担心自己会因为效率不高，以及不能表现出一名合格的照护者应该具有的耐心和克制而受到指责。接纳我的感受和需要的第一步，是承认当我面对内心那些鲜活的感受和需要时，我有点害怕。

照护需要一颗勇敢的心脏。作为一门心的学问，非暴力沟通不是单纯的技术和方法，而是一个助益的过程。在非暴力沟通中，我们通过对内在的需要和对内心的信任保持觉察，对我们自己的福祉负责。换言之，我们要培养一种明察秋毫、返观内视的能力，去感受我们的情绪和需要，并提出策略以满足那些需要。

做出清晰的观察、体会感受和需要以及实施策略构成了非暴力沟通的整个过程。

随着时间的推移和失智症病情的发展，患者越来越离不开照护者，然而，双方依然是彼此独立的个体。当我承认自己的需要时，我就能更好地与对方建立连结。

下面的故事可以说明对需要的自我觉察是如何让我和客户同时受益，并最终改善我们的关系的。虽然每次刚开始的时候我都觉得自己是在为对方付出，但最终当我承认我是在试图满足自己的需要时，我会豁然开朗。一旦我意识到这一点（通常是在得到客户的一些提示之后），我就能找到一个适合自己的策略，并将自己的需要转化成一份滋养关系的礼物。

归根到底，缺少对自身需要的觉察才是烦恼的源头。当我们了解了这一点并对我们的需要负起责任时，我们就能用和平的方式满足它们。

调整策略

　　我整天待在那个让伊冯又爱又恨的家里，时不时地会感到有些厌倦和无聊。我觉得伊冯也想要一些小小的变化。我和她最好的朋友加比一拍即合："开心对每个人都很重要，而且伊冯的确需要出去透透气，轻松一下。"最后我们决定开车去兜风，伊冯同意了。

　　当我绘声绘色地对伊冯说知道我们三个人要一起出去兜风我有多兴奋时，我以为她完全能体会我溢于言表的喜悦，但回头看这件事，我认为她其实并不觉得开车出去兜风是一种乐趣。从理论上讲，"乐趣"听起来很不错，但它很大程度上取决于每个人对它的定义和喜好。

　　那天，我们扶伊冯坐进车里，把轮椅放进后备厢。我们兴奋地开着车在她住了一辈子的社区附近闲逛。那天天空晴朗，阳光灿烂，加比和我一路上兴致盎然。

　　可是我们很快就发现，本该是一次开心的放飞，但对伊冯来说，简直就是现实版的电影《回到未来2》：她离开自己的时代，驾车穿越到了50年后的未来。对伊冯来说，她认为自己生活在1960年左右，而此时的她好像正在观看一部科幻电影。是在开玩笑吗？和电影《回到未来2》不同的是，眼前这一幕可不是喜剧——完全不是。伊冯看到自己过去常常散步的山坡上盖满了房子，很不开心。社区里到处都是人，每个人好像都有一辆车！伊冯觉得哪里好像不对劲，眼前的一切都不对劲。对伊冯来说，50年前的那个世界才是她所熟悉的世界，而我们所处的这个时代是一个充满恐怖的虚幻世界，这里陌生、不愉快、拥挤。这完全不是她想要的乐趣。

那次难忘的旅行之后，加比和我意识到，在满足我们的需要的时候，要考虑一下那对伊冯来说意味着什么。我们要借助想象力将自己置身于 20 世纪 60 年代来考虑问题。如果我需要乐趣，我就必须对这个需要负责，并声称它对我的重要性。而如果我想要满足伊冯对乐趣的需要，那就必须按照她的想法来。我无法通过用自己的策略满足自己的需要来让她开心，这就好比我自己喝水却指望能让伊冯解渴。虽然作为人类，我们都需要乐趣、变化或愉悦，但某个特定的需要可能是为我们自己而存在的，于他人而言却未必。

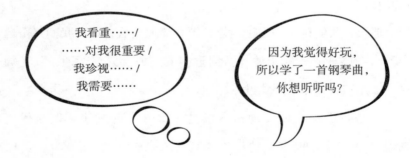

在我意识到乐趣对我很重要之后，我也想为伊冯做些让她身心愉悦的事。我知道她喜欢听钢琴曲，正好我想学弹钢琴，她家有一架钢琴，所以万事俱备。于是我就跟着 YouTube 网站上的教学视频每天练习，练了 8 天。

我知道这样的练习并不能让我有一天坐在世界上最伟大的音乐厅里演奏，但学习本身太有趣了，这个过程就是对我辛苦付出（整整一周的努力）的嘉奖。有一天，我觉得自己准备好了，于是邀请加比和伊冯来欣赏我的演出。

我可能已经准备好了，但她们肯定还没有。加比一定做了很多自我心理建设才能在一旁强装镇定地看着我煞有介事地演奏。我几乎能听到她在说：饶了我这双老耳朵吧！但伊冯却一脸陶醉，她用手指轻轻敲着，仿佛在模仿节拍器为我打着节拍（加比可能会问：哪里有节拍？）。然后响起了掌声，还出现了笑脸——一些是附和的笑，一些是嘲笑。关键是，我们都在笑。

到了当天晚些时候，伊冯好像就已经完全忘了这件事，但看得出来，她心情很愉悦。她的记忆虽然被抹去了，但我相信那件事带给她的全新感受会在她的内心留存下来。对失智症患者而言，他们的感觉更忠于现实，记忆反而会扭曲和误导真相。那个傍晚，伊冯的世界是明媚的，不过可能有件事让她很担心："你得提醒我找人来检查一下我的钢琴，我觉得它跑调很严重！"

对失智症患者而言，他们的感觉更忠于现实，记忆反而会扭曲和误导真相。

认清你自己的需要

打着为他人好的旗号来满足自己的需要，是一件得不偿失的事。无论你的失智症朋友丧失了多少功能，他们还是能够判断自己的利益和你的利益之间的区别。

多莉的听力急剧下降，她对此毫无感觉。很长一段时间之后她才开始佩戴助听器。她记得自己要佩戴助听器这件事——好吧，有时候记得。记起来的时候，她非常爱惜她的助听器，她非常小心，生怕弄丢，但很多时候她会忘了自己还戴着助听器（比如洗澡的时候）或者忘记把助听器放在哪儿了。在我的印象里，她已经弄丢了（或者弄坏了）两副助听器。所以，她身边的人都会让她在睡觉前把助听器摘下来。

她的朋友出去度假的时候，我会过来陪她过上几个星期。她的朋友提醒我晚上要保管好她的助听器，因为上一副助听器就是这样失踪的。

"能把你的助听器给我吗，多莉？"我问。

"为什么呢？你拿我的助听器干什么？"

"我想替你保管。"

"不用。我睡觉的时候会把它们摘下来，我现在还没准备睡觉呢。"

"那你准备睡觉的时候需要我过来吗？"

"不用，我可以的。"

"如果你现在给我的话，我就可以帮你把它们擦干净。它们需要每天清洁，我愿意帮忙。"

"我知道。我自己可以的，没问题。"

"我有点不放心，"我说，"我担心它们会被弄丢，比如在你还没摘下来但不小心睡着了的时候。"

"你是说我没有能力照顾我自己吗？我从来没弄丢过助听器，

我已经戴了好几年了。我不需要你的帮助，你放心去睡觉吧。"

好吧，是时候摘下我无私的面具了。我其实一直在试图满足自己关于轻松和舒服的需要。拿到助听器，我就不用担心多莉把它们放到一个我们俩都找不到的"安全"的地方。我不想让多莉再把助听器弄丢了，否则每次和她说话我都得扯着嗓子喊她才能听见。

我知道如果助听器又弄丢了多莉可能会有点难过，但前提是她要记得她曾有过这么一副助听器。所以，最终我需要承认拿回助听器是为了让我自己放轻松，而不是帮助她。

我也知道，一旦我承认了自己的需要，承认我其实是为了让自己安心，她就有权利说"不"。这不是一个命令——我无法强迫多莉做一件她没有准备好的事情。

非暴力沟通的意图并不是让别人按照你的意愿行事。有两个原因：第一，无论我们对操控他人心存多大的幻想（比如让对方洗碗），都要记得：己所不欲，勿施于人。我们自己愿意被强迫吗？我们想被一些沟通技巧操控吗？第二，更重要的是，如果真的可以操控别人，那我们与对方的关系只会变得更机械化和自动化，而不是更富有生机。那不是真正充满活力的关系，而只是一连串下意识的反应。

多莉是完全自由的，她可能没兴趣通过把助听器给我来让我感到轻松。当然这也可以是一个选择。

我到厨房给多莉接水，回来的时候，她准备睡觉了。我又提到这件事，而这次我选择了诚实表达："多莉，你的助听器……"

"我的助听器怎么了？"

我在想她是不是已经忘了 15 分钟之前和我的对话。

"你是否愿意把助听器交给我保管？这样的话我会感到很轻松。"

"当然，如果能让你觉得更轻松的话，你可以拿走。但我放哪儿了呢？你已经拿走了吗？"

"没有，你还戴着呢。"

"哦，对。给，你拿走吧。我希望这会让你安心。"

确实如此。但安心并不是那晚我唯一收获的礼物。我们建立了信任，通过表达需要建立了彼此的连结，认识到我们有权利说"不"，我们的关系更加稳固。这个过程并不容易，但远比你认为的要简单得多。坦诚地表达你的需要是一个选择，有时你会发现这样做对你和你所关心的人都有好处。通过这种方式，你独有的需要和价值观可以激发你的内在力量，从而改善你们的失智照护关系，无论你们身处何种境地。

第 七 章

品尝伤痛、内疚和悲伤

你的痛苦在哪儿，你的心就在哪儿。

——安娜·卡米耶斯卡，波兰诗人

07

　　对失智症的态度，你可以选择积极乐观，也可以选择消极悲观，而且人们似乎更容易选择后者。

　　为了对抗悲观，很多人都会选择积极地应对失智症，不惜一切代价只求远离消沉的状态。丽芙·拉森是一位瑞典作家，也是国际非暴力沟通中心的认证培训师，她说正面思考经常被用来逃避痛苦和悲伤。而另一方面，我发现消极的情绪会将生活中自然的苦难演变成一种痛苦的煎熬，这无异于在伤口上撒盐。拉森发现，积极和消极都代表了一种扭曲的观点，非黑即白的思维会掩盖生活里原本的色彩斑斓。

　　我认为，诚恳地面对失智症，是去品尝它苦中带甜、甜里有苦的滋味。接受所有的味道，不否认它的苦涩，也不夸大它的甘甜。品尝生活原本的味道是需要勇气的。芭芭拉·艾伦瑞克在她的《失控的正向思考》一书中提道："正向思考和生存的勇气之间存在着巨大差异。"

　　毫无疑问，失智症患者的生活会有一定程度的痛苦。照护工作常常被痛苦和无助所包围，但那些伤痛、内疚和悲伤并不一定会破坏你们的关系，它们已经不可避免地成为关系的一部分了。

当你发展出一种品尝生活百味的能力时，你会在辛酸苦涩的经历中惊喜地品尝到香甜。你无须为那些难以下咽或消化的东西裹上一层糖衣，坦诚面对就好。

坦诚，是一种包容万事万物的态度，接纳和承认一切事情的发生。要保持真实，看到真实的你是谁，真实的你是怎样的，最重要的是真实地面对自己。对自己全然地敞开，加上温暖的自我同理，就能酿出美味甘甜的连结。你可能已经体验过，当我们愿意把我们所经历的那些坎坷和艰难拿出来与他人分享时，它们就会变成我们人际关系中的黏合剂。

> **坦诚，是一种包容万事万物的态度，接纳和承认一切事情的发生。**

在失智照护关系中，你很容易面临带评判的指责、自责和失败感，还有逃避责任。不幸的是，我们不能寄希望于让一位失智症患者做到克己慎行，他们自我反省的能力因为疾病而受到局限。所以作为照护者的我们，可以选择退后一步，从一个更宽阔的视角来看待当前的局面。正如我在本书的第一部分中谈到的，我们可以把注意力和想象力都聚焦在事情的整体性上，并用有益于身心的方式来应对失智症带给我们的种种挑战。我们充分感受伤痛、内疚和痛苦的方式能改善我们所处的关系。由此，通过照顾自己，你也照顾了对方。

如果我们不在乎，我们也不会感到受伤和难过。这份脆弱是照护工作的核心，同时，正是这份脆弱的品质才使人际关系变得诚恳而真挚。丹尼尔·西格尔说过，照护就是在乎。当你在乎某一位失智症患者时，你们的关系或多或少会经历难过和悲伤。你们的失智照护关系可以接受并承载这些苦涩，你们的关系越稳固，回味时越能体会到其中的甘甜。

听到伤痛背后的声音

"别老想着别人怎么看你。相信我，这样你会活得更久。"这是马歇尔·卢森堡博士的口头禅。有一次我和伊冯在一起的时候，我想起了这句话。我发现我可以选择关注什么，是关注她说的话，还是她言语背后的意图。我越把焦点放在她内在鲜活的部分，我内在的空间就越大，可以容纳下我和她。我的心房不再是个单人间，它能容纳两个人。

那些不了解伊冯的人，觉得她弱不禁风，初次见她的人看不出她性格里的刚硬。她的音量可以大到惊人的地步。"你们这些该死的蠢蛋，"她那天就这样大喊大叫，"你们强行把我关在这里，我要报警！"

我当时在另外一个房间里，我听到她对电话另一边的警察说："这些人是伤天害理的坏蛋，罪犯！他们是暴君，把我关押在这个可怕的地方！"

　　听到这些话，我的心像被针扎了一样。我这么尽心尽力地照顾她，关心她！虽然我知道她会把一些事情跟过去的事弄混，但听到她把我形容成一个该死的蠢蛋和坏人，我依然感到无比的震惊和失望。

　　她为什么会这么说？我问自己。她为什么要这样对我？

　　接下来我开始担心：如果警察相信她了怎么办？她毕竟看上去手无缚鸡之力，别人肯定觉得她是无辜的，那我肯定就是恶人了。万一他们把我当成绑匪抓起来怎么办？别人会怎么看我？

　　我的名誉怎么办？！如果我真的是大家心目中那个品行端正的照护者，她肯定不会对警察说那些难听的话。他们肯定会将我公之于众。

　　这一连串痛苦的"为什么"和"万一"猛地让我惊醒过来，它提醒我要自我同理。我把注意力从伊冯的电话转移到自己的内心，我感受到了紧张和不安。

　　我没有压抑那些感受，而是让那些感受自由地表达。我看到自己是多么沮丧、焦虑，多么愤愤不平。在我听到这些感受的瞬间，我的潜藏的需要立刻浮出了水面。我渴望信任和认可，以及被看见和欣赏。

　　我想要获得认可和信任，因为被认可和信任就存在于我的内在。我意识到这一点之后，立刻和这些内在的品质建立了连结。就像那一轮明月无论看上去是否完整，它本身都是完整的。当我开始觉察我的内在品质时，我从忧虑中解脱，重获自身的完整。

　　一切瞬间变得不同了，甚至伊冯说的话听上去都不一样了。起初我还纳闷，她一直在说"这些人""该死的照护者们"，可屋子里只有我一个人，她是指之前的护工，还是我在她的头脑里变成了很多个？

然后我意识到她根本不是在说我，她只是在表达自己的情绪。

当她说"这些该死的人，他们根本就不在乎我。他们只想赚我的钱！"时，我听到的不再是句句扎心的控诉。我听到了一些别的：我很害怕。我安全吗？我能信任照顾我的这些人吗？当她说"我想让这些人走开！"时，我听到的是：我渴望重回独立，我希望我能自主决定。

去听伊冯话语背后的需要，而不是她嘴里说了什么，我就能重新解读她的行为。确实，我花了几分钟做自我同理之后，我的想象力又能重新聚焦了。

在那之后（而不是之前），我能够带着同理心去倾听伊冯了。我猜那天下午她午睡起来，又忘了自己在哪儿。她可能有点害怕，她可能需要帮助和支持。她过往的经验告诉她如果遇到不测和危险，就拨打911。她是多么渴望支持和保障！同时，她想随心所欲地掌控自己的生活，重新实现自立和自主。

我逐渐理解她了，我越是能设身处地地从她的角度考虑，我越能感觉到和她之间的连结。我来到她房间门口，当时的我已经感觉好很多了。神奇的是，当我用心倾听伊冯的时候，我自己也充满了力量。

听她打完电话，我淡定地走进她的房间，虽然我也不知道接下来会发生什么！

"啊，你来了！我吓死了！"伊冯说，"你去哪儿了？"

我走上前握住她的手。"现在没事了，"我说，"我知道你有点紧张，需要支持。我在这里。"于是伊冯抓住我的手，脸上写满了感激。

那一刻，对于我们两个人来说都是一个巨大的解脱。在听过那一顿劈头盖脸的指责和抱怨之后，我们竟然能迎来此刻的默契，就因为我听到了那个内在鲜活的生命——首先是我自己的，然后是她的；就因为我做到了同理倾听，虽然过程有点曲折。

为了满足你们的好奇心，我可以向你们透露，警察一直都没出现。后来伊冯的家人告诉我，警察局有伊冯的电话号码记录——他们已经不是第一次接到类似的电话了。不管怎样，我相信那个傍晚，伊冯和我都很高兴能有对方陪伴。

走出内疚

内疚是一种很有趣的感受。它经常和巧克力或电视喜剧有关，但它又让我们笑不出来，反而让我们感觉痛苦和紧张。然而如果用谷歌搜索"最让我们感到内疚的是什么"，排名前三的竟然有……放松。尽管我们知道我们需要休息和放松，但内疚感似乎像程序一样被植入了我们的系统——尤其是当我们为了逃避一些如影随形的指责而想要放松一下的时候。

弗兰是一位非暴力沟通学习者。她有一个朋友叫迪亚曼蒂娜，住在养老院。弗兰与我分享了她对迪亚曼蒂娜的内疚。迪亚曼蒂娜对青春期时候的弗兰有着不同寻常的影响力。弗兰说："那时候即便是我的父母也对我束手无策，是迪亚曼蒂娜一直守护着我。现在该轮到我做她坚实的后盾了。"

我们对朋友、父母或其他任何人都可能心生愧疚。我们会想：我对他陪伴得不够；他们照顾我的时候可耐心多了；他是我最亲近的家人，当他最需要我的时候，我不应该把他托付给一个陌生人。要做到不带自责的放松，是很考验心智的。这是一个关于内疚的恶性循环，在我们的头脑中不断上演，像一个不断耗电的后台应用程序。难怪我们不能完全放开脚步轻装上阵。我们的能量不断耗竭，到最后也没能如自己所愿地对我们所关心的人做出更多贡献！

诚然，我们经常在内疚感的驱使下在患者身上投入更多的精力，或者更频繁地去看望他们。但这是一个能填满的坑洞吗？我们的头脑里充斥着各种各样的评判和期待，它何曾真正满意过呢？当我们心怀愧疚时，真的能与对方身心同在吗？可悲的是，卖力做"正确的事情"，常常让我们筋疲力尽，并试图回避那个令我们感到愧疚的人。

带着内疚感做事往往会带来逃避。我们强颜欢笑来遮掩内心的痛苦，但面对失智症患者，我们被迫摘下"好好先生"的面具，开始真实地面对他人和自己。而内疚则阻碍我们走向真实，它让我们偏离连结的轨道而满怀负罪感。连结存在于当下，如果我们陷在对过去的内疚或对未来的担忧之中，我们将与眼前重要的事情断开连结。

内疚阻碍我们走向真实，它让我们偏离连结的轨道而满怀负罪感。

弗兰终于还是勇敢地面对了自己内心的感受。她感受到迪亚曼蒂娜对自己的重要性，也体会到每当要回到自己的生活轨道或出国旅游时，与朋友告别的时候，自己有多不舍。"我的感触很深，不过没关系，我接纳这些痛苦。"弗兰说着，眼泪从脸颊滑落。她的内心充满了悲伤、痛苦、感激和柔情，而这些感受一直深埋在沉重的内疚感之下。如果弗兰任由悲伤将自己打倒，她就会因此消沉下去。然而恰恰相反，她的感受从沉重的内疚感里发芽生长，她将其作为土壤，培育出让自己和迪亚曼蒂娜都很珍视的累累硕果。"她是一个坚强而独立的女人，她经常对我说她这一生很精彩。"当弗兰回忆起她们的友情时，她意识到她们两人都很珍视独立、生命力和冒险。她学会信任她们之间的连结以及共同的需要。"以前她会这样对我说：'弗兰，大胆地活出你自己吧。'如果我现在见到她，她也会这么和我说。"

弗兰依然会定期去看望迪亚曼蒂娜，但每一次分别，无论她要去多远的地方，她都觉得两个人的心是在一起的。套用威廉·詹姆斯的话："我们就像海上的岛屿，看似分离，但在大海的深处我们是相连的。"

信任人与人之间的连结，可以让我们充分地关爱他人，同时照顾好我们自己想要放松或冒险的需要。我们无法绕过生命中自然会发生的痛苦——来自改变和转化的痛苦，这些痛苦和分娩、换牙或生理期的痛一样自然。它并不代表你或者你的关系出了什么问题。它和生活相伴相生，它往往蕴藏着成长的契机。当然，是选择被这些内疚活活掩埋，还是选择从中蜕变成新的生命，这取决于你。

一旦你允许自己去体验生命的这份痛苦，去感受内疚、悲伤和懊悔带来的沉重，你就能将它们转化成成长的土壤。当你发现四周一片黑暗时，会误以为自己在坟墓里。但试想如果你是颗种子呢？所有种子在破土迎接光明之前都是在黑暗的土壤里生长的。深深扎根于现实的痛苦，我们就能破土而出，就能与自己和他人建立更愉悦、更深刻的连结。我们就能超越内在的冲突，发自内心地对这个世界充满好奇和热情。

感受你的悲伤

失智症通常意味着失去——失去生活的能力和日常技能，失去曾有的关系。你曾经很清楚自己在家庭中的角色，而现在已经很难分辨谁是父母谁是孩子了。同样，无论是情侣、兄妹还是朋友，在任何两个人之间，每个人都有自己扮演的角色。而在失智症这个剧本里，找不到台词，或者台词全乱套了。有人说"父亲成了我的孩子"或者"我成了姐姐的母亲"或"我丈夫现在是我的病人"。人们用这样的方式描述各自角色的变化以及他们如何重新定义关系中的角色。现在，这是一段全新的关系，它可以成为一段良好的失智照护关系。我们要允许自己经历失去，哀悼过去。我们只有做到这一点才能回到当下，而失去恰恰是我们体会需要的一种方式。当需要得到满足，我们庆祝；当需要未得到满足，我们哀悼。无论是庆祝还是哀悼，我们都是在承认我们的需要。

我们通过庆祝或哀悼承认我们的需要。

照护者这个角色满足了我很多的需要，同样，我也有很多需要没有得到满足。承认那些没有得到满足的需要，没有实现的渴望，没有兑现的价值，是以诚实包容原则为基础的非暴力沟通的一部分。

悲伤是一种自我同理，其目的是让我们与我们内在的鲜活重新连结，即便是面对死亡的时候，即便你想要哀悼的关系或人已经逝去多年，但任何时候表达哀伤都不算太晚。哀悼可以延期，但不能没有。经由内心呈现的那一份鲜活的感受，你可以重建与内在的连结，满足你的需要。你心中那些挥之不去的痛苦、难过甚至绝望，会激发出神奇的火花。回忆过往是为了看到我们的生命在此时此刻的存在，是为了听到我们当下的感受和需要。因为悲伤无关过去，无关未来，无论那份痛苦多么残破而久远，疗愈它的过程永远都是新鲜的，都意味着重生，伴随那份疗愈的还有深深的释然和接纳。

此时此刻，当我回忆起我去世多年的曾外祖母时，我感到遗憾和难过，因为当时的我还不知道如何像现在的我那样走进失智症患者的世界。我多希望我能早点拥有这些智慧，早点知道如何与我的家人建立起坚实稳固的失智照护关系。当我沉浸在悲伤中，我意识到造福他人对我而言是多么重要，这是我对于贡献的需要。

当我希望改变过去时，我内心洋溢的感受让我意识到这个需要。但这并不是一个过去的需要，它是活生生的当下的需要，是我的生命在此时此刻的向往。

我可以通过接纳此刻的悲伤唤醒我的需要。我的朋友伊恩·麦肯齐呼吁人们正视悲伤的价值。他说我们大部分人对快乐的追逐其实是对悲伤，也是对生活的逃避，因为悲伤是生活无法逃避的一部分。

在失智症的世界里，悲伤和失去是生活的常客。你与你深爱的那个人的关系因为失智症而产生了翻天覆地的变化，这一切让你措手不及。虽然那个人（也许是你的家人或朋友）依然还在你面前，但你会拼命寻找那个"真正的他"。他变了，不仅仅是行为，他的性情也变了。你可能会说，我曾熟悉的那个人已经走了，他不再是他了，或他可能已经死了，他只剩下一具躯壳了。这些表达从表面上看似乎和那个人（患者）有关，但其实更多是关于你自己的。你在通过这种方式表达你内心的感受，这是你哀悼的方式。

你可能感受到拒绝、心碎或无尽的悲伤，或者你感到生气、无助和愤怒。失去亲人，每个人的感受都千差万别，从麻木不仁到歇斯底里，从冷酷到炽热。这是属于你的悲伤，用你的方式去感受。

失去亲人所带来的感受千差万别。这是属于你的悲伤，用你的方式去感受。

悲伤会带你来到一条微妙的悲喜分界线，那是一种脆弱的状态。但如果你是拼命去思考而不是去感受你的悲伤，它将加剧你的痛苦。这样做无法解决你正在经历的痛苦。你可能会想：这为什么会发生在她身上？这不公平！我必须尽快熬过去，我还得继续过我的生活。

只要我们开始抱怨，用头脑去处理我们的失去，或以"正确"的方式哀悼，我们就无法对自己内在鲜活的生命保持临在。过度思考是一种转移，我们非但不能解脱，反而会在痛苦中越陷越深。悲伤不是要放大痛苦，而是要与痛苦连结。没有任何语言可以消除痛苦。

如果有一种感受不悲不喜，介于开心和不开心之间，那便是哀伤。那是我全然哀悼时的感受。在那些时刻，哀伤既没有让我萎靡不振，也没有令我欣喜若狂。在哀伤中，我们拥抱生命中的不幸和所有痛苦、艰难以及令人着迷的美。那是一种寂静的体验。

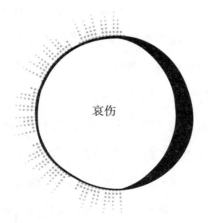

哀伤

凯瑟琳·麦克费伦是一位国际非暴力沟通中心认证培训师，她经历了父母两人都罹患失智症的双重打击。父母一直是她成长过程中坚实的后盾和她随时都可以停靠的安全港湾。可世事难料，现在轮到她为父母遮风挡雨了。角色重新洗牌，新的责任分配产生了。在适应所有这些变化和角色转换的过程中，凯瑟琳也察觉到自己有关根祖情结的哀伤。

她父母有关这个家族的过往、曾经的往事、他们的祖先的记忆，都一点点地被疾病夺走。他们失去的不仅仅是他们自己的记忆，同时也失去了凯瑟琳眼中珍贵的家族遗产。她的过去因此变得支离破碎，家庭共同的回忆被洗劫一空。以她父母的记忆为代表的一整代人的记忆，就这样消失了。凯瑟琳在哀悼这一份失去时，与她内心深处的哀伤和未被满足的归属感连结起来。

在哀悼的过程中，凯瑟琳也意识到那份与父亲有关的孤独感。父亲曾经对她所热爱的事情总是由衷地欣赏，父女俩还曾有过无数次愉快的促膝长谈，但如今父亲虽然还在，可她回忆起这些美好的片段却如同缅怀逝去的亲人。随着父亲病情的加重，他没有之前那么开朗了，他不再主动找她聊那些她感兴趣的事。分享和相互性是凯瑟琳深深哀悼的其他两个需要。

当我们刚开始失去一段关系的时候，失去的是我们曾经一起做过的事、说过的话，失去的是那些我们原以为能定义我是谁、我想成为什么样的人的生活方式，失去的是憧憬中可以彼此相伴的未来。随着这些回忆一点点消散，我们挥手告别曾经共有的过去。这些都会让我们认为，那个曾与我们朝夕相处的人走了。而真正离去的是我们之前的关系，我们哀悼的是曾经拥有的那段关系。

　　至于失智症患者，是的，他们确实变了。但这并不代表他们不再是以前的样子，他们不再是以前的他们。他们蜕变了，你也是。你们的关系，你们之间全新的关系需要的不是以前的你们，而是现在的你们。你们的失智照护关系是之前关系的升级版。

　　毋庸置疑，悲伤是巨大的。汹涌而至的悲痛和难过可能会在我们或其他人的生活里停留很长一段时间，长到超出我们的预期。悲伤需要时间，也需要细腻的感受。看见别人悲伤和自己感受到悲伤一样痛苦。申彭·胡克汉姆喇嘛是一位佛教老师，她曾说，我们对待悲伤的方式往往反映了我们对自我同理的态度。"试图让沉浸在丧亲之痛中的人们'往前看'或'放手'是不近人情的……这么做的人可能是自身的恐惧、匮乏和躁动在作祟——如果他们在自己身处悲痛时表现出迟钝和麻木，他们很有可能对他人也会如此。"

　　换言之，我们首先要在自己的痛苦中去品尝连结的甘甜。在与自己建立连结之前，我们无法与他人真实地相遇。一段良好的失智照护关系难免会经历风浪，而自我连结就像那一根定海神针——它为身处其中的双方提供了一股稳定和凝聚的力量。

　　一旦你品尝到自我连结所带来的甜蜜，你就会甘之如饴。到那时，无论它们选择什么方式回馈你的生命，你都知道该如何接受。

第三部分
用心倾听

　　照护工作需要持续的创造力。带着同理心、发挥你的想象力能让你听懂弦外之音。连结并不需要语言。音乐、沉默、临在、触摸都能带来连结。

如何与失智症患者建立连结

- 对他们的世界抱有好奇心。他们的世界是什么样子的？

- 经常问自己：对这个人来说，当前什么是最重要的？

- 他们确实身患疾病，但他们的感受和需要才是自己要关注的。

- 看到忧虑、愤怒或挑衅背后未被满足的需要，并找到有想象力的解决方案。

- 把旧有的重复模式当成尝试新思路的机会。

- 提出让对话更深入的问题：那是什么呢？好玩吗？可怕吗？你能多说一点吗？

- 慢慢来。尊重对方的节奏。

- 用语言和非语言两种方式去寻求连结。

第 八 章

保持好奇

听不到音乐的人认为那些跳舞的人肯定是疯了。

——尼采，德国哲学家

08

我们理所当然地觉得自己所感受到的就是这个世界真实的样子。画面、声音、气味、味道、感觉，这些感官信息构成了我们眼里的世界。然而失智症患者眼中的世界可能和我们的大相径庭。我们要有意识地运用我们的想象力，去理解失智症患者的体验和感受。

试想，如果你无法判断物体的高低深浅，永远都不能确定面前是一条平直的路还是台阶，那会怎么样？如果你的身体条件不允许你像正常人一样思考、行动、感知和理解你周遭的一切，那又会怎么样？

不仅我没有答案，任何一位失智症患者也无法代替其他患者回答这些问题。失智症的个体化差异很大，只有当事人自己才知道他们所感知到的世界是怎样的，他们在乎的是什么。他们才是最懂自己的人，如果能带着一份信任走近他们，你会有意外的收获。

他们的举动有时候令人尴尬，他们提出的要求有时很难满足，或者他们说话不合逻辑，但如果你仔细聆听，他们其实在告诉你，什么让他们感觉有意义，什么音乐能让他们翩翩起舞。"聽"（听的繁体字）这个字里面包含了一个"心"，你可以用心倾听对方言语之外的意思，将自己调到他们的频率，调到那段让他们想要翩翩起舞的旋律。

对他人的世界充满好奇

我和其他非暴力沟通老师经常会给出这样的建议：与他人沟通的时候，要想做到对生命有益和同理倾听，最好从对事实做出客观中立的观察开始。观察是非暴力沟通的第一大要素，其他要素是感受、需要和请求。这四大要素构成了非暴力沟通的基本过程，我们可以运用这个技能与自己或他人建立连结。但面对一名失智症患者，我们还需要增加一些富有同理心的想象。

我们可以停下来想一想，当我们尝试对某个情境进行客观中立的观察时，我们最有可能借助的就是我们的感官：你看到了什么？你听到了什么？你记得自己或他人说了或做了什么？

大多数时候，当我用客观的观察开启与别人的交谈时，我们的沟通会更清晰，比如"我记得你说你会洗碗"，这样会胜过评判或分析，比如"你又把这些事留给我"。但对于一名失智症患者来说，在我看来最明显的事实，都可能与他们的认知不相符。

我们的观察依赖于记忆、身体的感官，以及听者对其客观性的认同。如果我说我看到池子里有没洗的碗，我希望听者能够认同的是，池子里的确有没洗的碗。如果我说我记得之前听到他们说过他们会洗碗，我希望听者能够认同的是，他们确实那样说了，而且就是那天晚上早些时候说的。

在失智照护关系中，这样的中立观察是不太可能实现的。一名失智症患者能回忆起来的，能看到、听到、感觉到的事情都和我不一样。因此，他所预估的结果很有可能和我所预估的结果不一样。结果呢，任何一方所谓的"中立观察"稍不注意就可能成为冲突的导火索。说好了要洗碗，但对方却开始洗衣服了。当我们询问对方时，对方很有可能一头雾水：什么碗？什么池子？你在说什么？

所以，在失智照护关系中，我们不谈"中立观察"，倒是可以尝试"带着同理心去想象"。重点是去理解什么是真实发生的，而不是想象出来的。这并不是读心术，不是自作聪明地以为自己知道对方的所思所想。带着同理心去想象，是让我们怀抱一颗赤子之心，通过他们的感受和需要，去看他们身上正在发生什么，怀着敬意去理解他们可能正在经历什么。意思是，对他们的世界充满好奇。

> **带着同理心去想象，是怀着敬意去理解某人可能正在经历什么。**

他们可能有一些奇怪的举动。他们可能会把电水壶直接放在燃气灶上，或者把脏碗放进洗衣机里。但如果我们能保持足够的好奇，就会发现这些看似疯狂的举动对他们来说很合理。如果我能设身处地地让自己处于伊冯的角度，她生活在 20 世纪 60 年代，那时候还没有电水壶，那么她的行为就完全说得通了。同样，有些人会像戈登那样把洗衣机和洗碗机弄混。

当你能换位思考，站在他人的角度看问题时，你会更容易建立连结。

"你知道吗，这里的人都疯疯癫癫的，"西恩压低声音对儿子说，以免被休息室里的人偷听到，但她的手还是不自觉地在头上旋转做着手势，"你知道吗，就像那个疯帽人（蝙蝠侠电影中的一位反派人物）！"她的儿子听了一笑。

西恩是一位阿尔茨海默病患者，住在威尔士的一家疗养院里。她觉得自己是疗养院里唯一神志正常的人。也难怪，像失智症这样的精神疾病，被确诊的人通常都不觉得自己不正常，就像你我也不认为自己是疯子一样。

当我们对他们想要满足的那些需要保持足够的好奇时，我们会听到那背后的理智和他们的完整性——这与他们是否丧失能力无关。中国古代的圣人庄子曾说，听之以心，听之以气。这样的倾听状态需要我们全神贯注，将对方当作一个完整的存在去感受。我们通过这样的同理技巧可以与任何人都建立一段良好的关系。

想让一段失智照护关系变成"美味佳肴"，你需要准备这些材料：适当的触摸，一些想象力，和一颗强壮的心脏（如果你担心自己的心脏不够强壮的话，也别焦虑，它会逐渐壮大的。只要你有一颗心，那就足够了）。尽管失智照护关系中存在很多挑战，但拥有一些同理心总能打开你和被照护者的心房，无论局面有多混乱。

想让一段失智照护关系变成"美味佳肴"，你需要准备这些材料：适当的触摸，一些想象力，和一颗强壮的心脏。

我的朋友鲁斯的妈妈简患有失智症，自从她随时都需要有人照顾之后，她就住进了养老院。她各方面状态都很好，除了对自己的认知障碍毫无意识。她不理解自己为什么会住进养老院，她猜可能是家人一直很讨厌她。"我发誓我再也不惹麻烦了，只要带我回家就行。"她对鲁斯说，"我绝不妨碍你们，我住地下室。"

鲁斯一直有自我同理的习惯，因此她可以用心倾听自己妈妈所说的话。听到妈妈令人心碎的恳求很难不让人动容，但她还是尽力做到平静而仔细地聆听，不反驳、不打断，也不试图说服她待在养老院。鲁斯只是单纯地对妈妈内心的渴望保持好奇。或者说，她只是静静地倾听妈妈内心隐藏的需要。

做到这一点很难。但不管某人的言行看似多么荒诞，它们总会指向一些重要的值得我们追求的东西。保持好奇需要你心静如水，不急于下结论或预设对方有什么困扰。

一位西班牙的非暴力沟通学员伊玛诺告诉我，他家有一位亲戚得了失智症之后无法独立生活，住进了他家。这位亲戚得到了更多的陪伴和关爱，家人也能更好地照顾他的需要。可他的需要是什么呢？他每天从早到晚都在新家周围来回游荡。

在一般人看来，失智症患者似乎很喜欢漫无目的地四处闲逛。

他们可能会从一个房间走到另一个房间，或者在小区里走来走去。他们行为古怪，令人不解。但如果你对此充满好奇，就会发现他们其实是有明确目标的，他们的目标是为满足某个需要。一旦你知道那个需要是什么，你就可以帮助他们实现。

伊玛诺的家人开始琢磨这个患病的亲戚到底在找什么，于是他们开始留意，终于有一天，他们发现原来他在找通往他卧室的楼梯。只不过，他现在住的地方只有一层。他一次次地寻找并不存在的楼梯，又一次次地失望。他在找他自己的那个家吗？

伊冯经常对我说她想回家，尽管她就在自己家中。直到我推着她坐的轮椅到门外，请她带我回到她的家，她才安心。我们根本没有换地方，仅仅是回到刚才出发的地方。我相信是我们之间的连结给了她回家的感觉。我相信是那份带有同理心的连结——与需要的连结，满足了伊冯对独立自主的强烈渴望，她觉得被理解了。我想那种温暖的感觉就是回家的感觉，那才是伊冯真正寻找的。

有一段时间，伊冯的家人觉得这样下去不是长久之计，于是，他们让她搬进了一家养老院，她就在那里住了下来。但她并不觉得那是她的家！她也不清楚自己为什么在那儿，只觉得自己是在一家酒店度假。每天被漂亮的女服务员和帅气的厨师围绕，她觉得那里比在家里惬意多了，因为每天对她而言都是崭新的，她也从不质疑为什么这个假期这么长。住在那里她可以有求必应，享受周到的服务，她非常开心。她的需要被满足了。

对伊冯的家人来说，这有点出乎意料。他们没想到伊冯这么一位崇尚独立自主的老人竟然会喜欢上养老院。不过一位失智症患者满足需要的方式有时确实会让人大跌眼镜。你忍不住会想，难怪我之前没想到这个方法，这怎么可能想得到呢？

奥恩·科尼格·科斯特在她的《学习如何谈论阿尔茨海默病》一书中强调，为了患者和照护者的身心健康，后者要承认患者当前的真实状态并与之建立连结。"无论是什么年代什么地点，加入他（患者）当前所处的那个时空，在那里和他一起寻找快乐。"当你带着好奇去探究是什么触动了那个人，是什么让他活力四射，是什么让他载歌载舞时，有一天你甚至可能也会被邀请加入！

大胆地猜测

即便一位失智症患者能够很好地融入周围的环境，他们对现实情况的感知可能也与我们大相径庭。要理解这一点，我们就要带着同理心去想象，想象他们看到了、感觉到了、听到了和闻到了什么，然后运用这些猜测进一步了解他们眼中的世界和体验。

揣测他人内心世界的时候，就算猜错了也不用担心。贝多芬说："弹错一个音符没关系，不带感情地演奏才是不可原谅的。"同样，猜错他人的感受不要紧，不在乎他人的感受才是不可原谅的。对音乐和对人的热情都来自心灵，心灵的连结会触动每一个人。

所以，从热情地关注你与他人的交流开始，关注对方的感受和需要，带着同理心去想象当前发生的事以及他们接收到的任何信息是如何影响他们的。接下来，如果你已经掌握了简单有效的沟通语言，你就可以直接询问对方了。

关键是你要对他们的经历表达由衷的兴趣。有时候你可能要替他们发声，替他们表达。一些失智症晚期患者丧失了使用语言的能力，但破解语言的能力还在。他们很能理解你说的话，你有哪些同理猜测是准确的，哪些表达了他们的感受、需要或请求，他们会用某种方式做出回应。而整个猜测的过程可能是你们双方最有连结感的时刻。就像伊丽莎白·英格里斯喜欢说的一句话："没有人能拒绝被理解。"

"我要去看医生！"克莱尔经常急切地说，"为什么这么长时间都没有人带我去做体检？赶紧预约一下。"

事实上，克莱尔那一周刚去看过她的全科医生，所以她的观察并不符合事实，但那背后隐藏着一些属于克莱尔的真相。我没有拿出证据跟她对质，而是暗自思忖：她这番抱怨背后的意图是什么呢？她试图表达的是什么呢？

一旦我有足够的兴趣后，我就可以问问题了。我可以试着猜测那一刻克莱尔在意的是什么，然后与她确认对错。我知道她是一名失智症患者，我不会枉费心机地去和她讨论她的观察是否属实。

对失智症的了解能让我在与对方相处时更加开放。一位澳大利亚的非暴力沟通中心认证培训师保莱特·布雷·纳雷对此表示认同，她的父亲也患有失智症。失智症的诊断书让一切变得清晰明朗起来，尤其是对于作为照护者的她和她的兄弟姐妹们而言。对失智症的了解帮助她们在面对父亲令人困惑的言行时保持临在，而不需要捍卫任何人的对错或争论谁是谁非。

泽维尔·阿玛多在他的著作《他不知道他病了》中提到，对于那些罹患精神疾病、和你不在同一频道的人来说，倾听和同理是走进他们内心最有效的工具。阿玛多说："你将会依靠强有力的关系获胜，而不是强有力的观点。"

与失智症患者建立连结的时候，对他们的病情我们做到知晓就足够了，要把更多的注意力放在他们的感受和需要上。首先，选择简单直接的语言。研究表明，语言越简练、越不抽象、越具体，听者就越能理解我们以及我们的意图。本书末尾有一份非暴力沟通培训师们共同修订的全人类共同需要的清单。比如，人类需要欣赏、贡献和融入。但在询问失智症患者的需要时，不要使用"融入"这类抽象名词，要用一些和对方具体的期待相关的表达，这样更容易让对方产生共鸣。比如，不要问对方是否很看重融入，你可以问他是否想要加入谈话。你甚至可以问他期待什么样的帮助，比如：你希望大家说话慢一点吗？不要问他们是否渴望贡献，而要问他们是不是想要提供帮助。

对患者的病情我们做到知晓就足够了，要把更多的注意力放在他们的感受和需要上。

当你使用对方能够理解的语言询问他们的需要时，他们会觉得你的询问像音乐一样悦耳动听。

对失智症患者友好的同理方式示例

关怀： 你需要一个拥抱吗？你想有人握住你的手吗？

自由： 你是不是想自己决定什么对你是有效的？

哀悼： 你想表达你有多难过吗？你是不是很伤心？

参与： 你是不是希望有发言权？想参与其中？希望大家慢一点走？

尊重： 你想要被重视吗？你希望被考虑在内吗？

（更多示例请见附录）

其次，尊重他们的节奏。当我们决定带着好奇去了解失智症患者时，我们要把注意力聚焦在他们的感受和需要上，张开双臂，用同理心迎向他们。袒露自己的需要如同打开一扇通往私人领地的大门，所以如果我们被拒绝，仍要心怀敬意。对方可能只是在那一天、那个时刻不欢迎你，但你流露出来的兴趣会被注意到，这很重要。就算他们记不住具体的事情，但内心一定会有所触动。

你流露出来的兴趣会被注意到，这很重要。就算他们记不住具体的事情，但内心一定会有所触动。

最后，切记一点，在失智照护关系中，感受离真相更近，而记忆则像在照一面哈哈镜，会被歪曲和误导，失去它本来的样子。

"我已经有好几个月没去看医生了，"克莱尔说，"你为什么不带我去？"

她指的人是我——那个负责安排她饮食起居的人，我也会定期带她去诊所就医。

所以当克莱尔说"为什么这么长时间以来都没有人带我去做体检？"的时候，我需要好好斟酌自己的回应。我想充分展开我的想象力，猜猜她内心的体验、她渴望满足什么需要。我想用简洁的文字进行猜测，并给她充裕的时间，让她用自己的方式做出回应。如果告诉她说她已经做过体检，我确定她不会轻易地相信。

我们经常会认为是不是哪里出了问题，比如克莱尔肯定是觉得哪里不舒服所以才要求看医生。还有些时候，我以为她是在担心医生刚开的处方药。

我陷入了自我的迷思，我对她的问题进行了各种假设。我猜她要么是身体不舒服，要么就是感觉得到的关注不够，但其实对于这些揣测，她压根就没提起过。到后来我才想起直接去问她的想法。

"你说'我需要去看医生'，你是不是觉得不太舒服，需要看医生？"我问。

她摇摇头表示否认："哦，不是的，我感觉没那么糟糕。"

我接着猜："那么，你需要我现在照顾你吗？"

"不，不是的，不过快了。我觉得自己有点不对劲，我需要看医生。"

"好的。很抱歉，我想确认一下你的意思。你是说因为你觉得自己有点不对劲，所以你现在有点担心？"她点了点头。"而且你想要去看医生，希望他能为你检查一下，看看到底哪里不对劲？"

"我能感觉到自己好像哪里出了问题。"

"你想搞清楚自己到底怎么了？"

"医生应该能告诉我到底发生了什么。"

那一刻，当我看到克莱尔对于理解和清晰的迫切渴望时，我颇为触动。我恍然大悟，原来她完全忘了自己之前看病的整个过程。尽管医生们早就将克莱尔的血管性失智症的来龙去脉清清楚楚地告诉过她，但她并不是很明白。她很快就忘了看病这件事，更别提医生说过的话了。最后她只模糊地记得两件事：她的健康出了一些问题；医生知道答案。她一直隐隐觉得不安，却想不起自己不安的原因。

如果我们把时间花费在精确的观察上，试图说服克莱尔她已经看过医生了，这种方式不会奏效。克莱尔的认知并不符合客观事实，但那是她对于需要的表达，对理解和清晰的渴望。当我们能够看到她的感受和需要时，我们就能直接满足这些需要，但同时也要尊重我们自己的意愿和能力。

从那以后，每次带她体检回来，我都会把我能记得的所有信息用大号粗体字记录在电脑里。我把打印出来的文档放在一个显眼的地方，然后克莱尔真的会花好几个小时研究纸上的内容，偶尔还会问我一些问题。这有助于满足她理解的需要。我知道，如果我们还没有建立连结，我还没有对她的需要进行同理猜测就直接把那些打印的文件给她，是起不到效果的。她会把去看医生当作唯一的解决方案，她会天天要求去看医生。

我愿意大胆地猜测她隐藏的需要。她想了解自己，我也是，我们有一些特别的共同之处。而当我学会如何接收她的需要时，她的需要就变成了一份礼物。

收到这样的小礼物，我们要尽情享受。它像冰激凌一样会融化，但你能说它不美味吗？这样转瞬即逝的快乐虽然无法让所有的问题都迎刃而解，但品尝人类共同的需要带给我们的甘甜会让我们的心紧紧依偎在一起。我们唯一需要做的就是学习如何接收这些礼物。

单纯地见证

我们接收对方赠予的礼物时并不一定非要做些什么。我们可以只是一名心灵的见证者，看着对方如何与他们自己相遇。我们通过活在当下，对他们的经历保持好奇，可以帮助他们停留在此刻。仅此而已。

梅乐妮·西尔斯是国际非暴力沟通中心的一名认证培训师，她曾在一家行为治疗机构担任注册护士。她组织过一个同理心支持小组，让患者有机会表达和接收同理，也就是去了解和关注他们的感受和需要。

大多数参与者都处于失智症晚期，他们呈现出来的状态都是思维混乱、困惑、表达不清晰。他们的内心世界就像一个人来到陌生而原始的异乡，一不小心就会迷失。但有一位曾做过心理医生的病人，她能非常准确而清晰地表达自己的感受。她进入自己的内心世界时就像徜徉在熟悉的故土——安心自在，无拘无束。她可以流畅地袒露心声。

无论聊她的病情还是她的感受和需要，这位女士和梅乐妮的交谈都非常顺利，以至于梅乐妮怀疑这位女士是不是被误诊了。

可是当活动结束时，梅乐妮却发现这位曾经的心理治疗师并不知道自己在接受精神疾病的护理，也不知道自己目前是医院的一名患者。她好像对自己的处境一无所知，对外在的环境也不明所以。然而她完全能够活出并表达自己内在鲜活的生命。她的情商让一切都显得不同，她在友善、熟悉的内在空间与人寒暄、交谈，以及建立连结。

大部分人并不能像心理医生那样训练有素，但无论是谁，无论失智与否，他们都曾在电光石火之间瞥见自己，通过这些自我反思的瞬间，他们最终都能一步步地靠近自己的内在生命。

尽管多莉绝大部分时间对自己的精神疾病毫无察觉，但她偶尔也会想起。这种时候我会陪她一起走进她的内心世界。有一次在她做皮肤护理的时候，我帮她把芦荟霜涂抹在她干燥的皮肤上……

"你知道吗，我从来没想过这种事情会发生在我身上。"多莉大声地说，好像在回应自己头脑中的反思。我当时就在她旁边，就问她："多莉，你想表达的意思是？"

"我从来没想到我会变得糊里糊涂的，因为我母亲从来没这样过。"

我猜她说的"糊涂"指的就是阿尔茨海默病，她肯定想起自己被诊断的事情了，这让她有些感慨。然后她和我讲了一个她母亲的小故事，说她母亲是如何一直到生命的最后时刻都还保持头脑清醒的，说她母亲从来都没有糊涂过。

然后我斗胆使用了"失智症"这个词，以确保我们的理解是一致的。"你是从什么时候意识到你开始失智的呢？"我问她。

"我有时候觉得自己云里雾里的，"多莉说，"但问题是我永远都不知道自己什么时候是糊涂的，什么时候不糊涂。"

她没有用**失智症**或是**阿尔茨海默病**这两个词语。**糊涂**这个词对多莉来说更精确，因为这就是她对这个疾病的感觉。这个词关乎一个人的体验和感受。

这样的谈话并不需要我做什么，但这并不影响我保持积极的临在和好奇，去探寻多莉的内在世界，并为她的自我连结提供支持。我继续保持兴趣。

"多莉，听上去你陷入了沉思。"

"是的。"她说。

多莉并没有担心她的病，那一刻她的需要是自我理解和自我连结。我恰好是一个见证者。虽然她经常无法理解和处理一些信息和状况，但她至少知道自己是困惑的，讽刺的是，这刚好满足了她清晰的需要，以及自我同理的需要。这个过程让她平静了下来，那一天接下来的时间里，她都显得自在轻松。她不时地说"也许我只是有点糊涂而已"，然后就笑了。没什么大不了，至少那天是这样的。

如果当时多莉身边没有人与她分享那一刻，也许她就不会有这些反思。失智症患者不再积累新的记忆，而是对已有的知识进行整合。照护者只需要保持临在就可以促成这些整合。你可以做那个热切地想听到另一个人内在鲜活生命的人。当他们的注意力向内时，我们只需见证就好了。

　　卡尔·罗杰斯是人本主义心理学的创始人之一，他认为同理倾听并不需要专业背景，在心理治疗室之外也可以建立基于同理心的关系。

　　即便倾听者没有任何关于心理学、精神病学或医学的专业知识，也可能带来疗愈。再多的专业培训和学术背景也不及一颗保持开放、可以同理他人的心灵更加珍贵。

　　不过，有时候照护者琐事缠身，无暇顾及其他，或者需要优先照顾自我。这种情况下，可以考虑为失智症患者寻找一位合适的治疗专家。"可是这样做有什么意义呢？他们什么都记不住啊。"一个朋友这样问我。确实是的。但同理倾听的价值并不在于患者记住了多少，而是他们感觉自己被倾听了多少。

同理倾听的价值并不在于患者记住了多少，而是他们感觉自己被倾听了多少。

　　达努塔·里宾斯卡是一位来自波兰的专门从事老龄化和失智症护理的顾问，她在《针对失智症患者的人本主义心理咨询：认识自我》一书中介绍了类似的方法："如果他们愿意，所有的失智症患者都必须有机会接受专业的心理咨询，通过他们当下的体验，帮助他们理解自己和生命。我坚信这一点。"

　　任何一个真正关心失智症患者的人，都可以给予对方同理倾听，成为对方内在生命的见证者。你的给予就算如星星之火一样微弱，也足以照亮他们的天空。

第 九 章

与愤怒和混乱同在

你知道吗，现实生活的一个悲哀

是它没有任何背景音乐。

——安妮·普鲁克斯，美国作家

几乎每个人生活中的不幸遭遇都伴随着愤怒。愤怒、痛苦和混乱是很强烈的情绪，它们的尖叫和怒吼声如此震耳，以至于没有人能听到背景中的音乐。如果发怒的不是你而是你照顾的人，除非你注意到其愤怒背后的原因，否则你会无所适从。

愤怒、绝望和痛苦像燃烧的火焰。任何长久被忽视的情绪都会不顾一切地寻找出口，它会不顾一切地提醒人注意到那些空洞的、未被满足的需要。被忽略太久的情绪会把自己点燃。

未被满足的需要是令人痛苦的，但所有人都错误地将自己的痛苦归咎于外界的某个人或某件事。这样做无法满足我们的需要，无法带我们靠近失望的真正源头。人们向失智症宣战，誓与疾病斗争到底。他们谴责科学家为什么找不出治愈的方法，谴责政府为什么不能提供更多的资助，谴责疗养机构有多么无能。把自己的愤怒向外投射，这往往会让人们采取群体的政治行动。

如果我们找不到情绪真正的肇因，痛苦就会持续吞噬我们的内心。结果会事与愿违：愤怒并不会增强反而会削弱我们用来治疗失智症所需的资源和能力。

自责同样于事无补，反而会让事情愈演愈烈。愤怒时将痛苦内化，或带着自我憎恨将矛头指向自己，会把自己拉入绝望的深渊。在自我憎恨中将愤怒指向自己是一条绝路。很多情况下真的是绝路。

本书第二部分介绍的一些工具能帮助你处理一些自己的愤怒情绪。但如果是失智症患者所表现出来的愤怒、绝望和混乱，你该如何面对呢？

揭开愤怒的面纱

伊冯本来只是去医院做一个综合体检，结果在医院待的时间远超预期。她遇到的工作人员都很友善，对她和颜悦色，说着"现在乖乖地坐在这里不动啊"或者"亲爱的，站起来"，伊冯对此很反感。毕竟，作为一位见过世面的女士，她有她的骄傲，她觉得这套"我们都是好朋友"的说辞很幼稚。她很生气，气到对身边的护士拳打脚踢。她踢的时候很使劲，不过并没有踢中目标，只是一通乱踢。每次有护士靠近，她就发动攻势，踢出去的腿每次都重重地撞到病床的床沿上。

她铆足全身力气接连踢了好几次，怒火在胸中燃烧。她用这种方式表达自己的愤怒和痛苦，她的大腿上也因此留下了一道深深的血印。于是，护士需要对她进行更频繁的护理，而她也需要在医院待更长时间，她要继续被护士唤作"亲爱的"。

　　我们表达愤怒时有多少次弄巧成拙伤害了自己？虽只是一个人发怒，却两败俱伤。通常，攻击的一方与被攻击的一方感受到的痛苦一样深。事实上，恰恰是因为他们感到痛苦，才会如此愤怒。

　　失智症患者情绪爆发的理由只有一个，而且这个理由很充分。他们愤怒并不是因为脾气暴躁，而是内心的渴望需要被看见。当他们的需要没有得到满足时，他们会用生气来提醒你，这是为你敲响的警钟。

失智症患者生气是因为存在于他们内心的美好渴望需要被看见，而不是因为他们脾气暴躁。

　　当护士对伊冯做了一些她不能理解的事，或护士们用一种在她眼里居高临下的姿态对她说话时，她表现出了愤怒，那是因为她在渴望（很深地渴望）清晰和尊重。自从失智症开始影响她的认知能力，自从她不得不越来越依赖他人，这些需要就在她的生命中严重地缺失了。我相信那些护士肯定向伊冯解释过事情的原委，而且无意冒犯她。她们知道她患有失智症，就使用了医生们常用的稚气的语言，便于她理解。

　　可这些都无法满足伊冯，伊冯和护士的需要都没得到满足。看不到需要，就无法满足它。值得庆幸的是，满足需要并不要求双方都具备识别需要的能力。只要你能用你的想象力猜出对方的需要，足矣。

　　弗兰的朋友迪亚曼蒂娜住在养老院里。工作人员觉得她"很难相处"，经常有"攻击性行为"。这些词不正好符合他们心目中对阿尔茨海默病患者的印象吗？"难以相处"和"暴怒"这些词经常和这种疾病联系在一起，让人误以为情绪爆发的源头就是失智症。

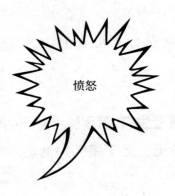

愤怒

　　非暴力沟通指出，愤怒是需要未被满足的悲剧性表达。而对于患上失智症的人来说，表达需要的过程只会更难。

　　是什么让迪亚曼蒂娜"难以相处"呢？弗兰正好目睹了好几次她用餐的过程，她的脸上有一些食物残渣，一位工作人员走过来机械地擦了擦她的脸。她们只是照章办事，中间和迪亚曼蒂娜没有任何交流。她的脸虽然干净了，但这样的举动却让迪亚曼蒂娜很反感。她不愿意别人（对她来说是陌生人！）把她的脸当成工具！随着这样的情况反复发生，她内心的不满与日俱增，同时累积起来的还有她对于体谅、隐私和选择的需要。

　　终于有一天，她"火山爆发"，引发了一系列的冲突。这对弗兰来说，一点儿也不奇怪。那个认为迪亚曼蒂娜"不好合作"的工作人员不仅没能和她建立起一种合作伙伴关系，反而背离了合作的初衷。这又是一个策略与原本想要的结果背道而驰的例子。工作人员期待合作，但她在为迪亚曼蒂娜擦脸的时候，却并没有邀请对方协作，这怎么能带来伙伴关系呢?

人类很容易将内在美好的渴望与为实现这份渴望而要做的事混为一谈。在困惑之中，我们无法分辨需要和如何满足该需要的区别，我们（无论是否失智）盲目地追逐，而最终得非所愿。

专业护工常常想方设法让患者合作。类似限制患者或对患者实施镇静剂（尽管在许多国家都不提倡）这样激进的解决方法，仍然司空见惯。在我看来，这是一个无助的信号。当我们不能仔细聆听（自己和他人的）需要，就会想出这些令人惋惜的、错误的主意。

面对患者的愤怒，任何一位照护者都有可能感觉到无助。他们想让对方冷静下来，但能否成功取决于他们如何做。

类似限制和镇静剂这样的方法看似有效，实则得不偿失。患者在这些举措下经常表现得更加富有攻击性或退缩，从而需要更多的人力物力来支持。这些带有暴力色彩的安抚措施充满了自相矛盾的悲剧意味，"暴力"和"和平"被放在一起。我坚信，有暴力的地方不可能有和平。

为了找到比这些暴力的安抚措施更具想象力的解决方法，我们需要重新思考的是该为这些愤怒或攻击性负责的究竟是不是失智症。这些压力和沮丧，或痛不欲生，与阿尔茨海默病或任何其他一种失智症无关。也许失智症患者很难清晰地表达自己的需要，但这丝毫不影响他们重视个人的选择，渴望他人的体谅。无论失智与否，人类都有需要。

巧妙地表达我们的需要，也就是用非暴力的方式表达。非暴力沟通让我们始终谨记，愤怒和其他强烈情绪是由我们人类的共同需要导致的。如果某人的语言或沟通技巧受限，他们无法清晰地认识和表达他们的需要，我们可以巧妙地接收对方的愤怒。因为沟通不仅在于人们说了什么，还在于人们如何去听。同理倾听他人愤怒的能力可能是我们最强大的非暴力工具。没有人会受伤。

当然，面对这些激烈的情绪时，我们要格外小心，我们要提前做好自我同理。尤其是遇到那些正在气头上、手中还有一把利器的人时，那我们还是要安全第一。

同理倾听他人愤怒的能力可能是我们最强大的非暴力工具。

我就有过一次面对他人愤怒的经历，尽管我并不担心自己的安全，但那时确实有受伤的可能。当时我们在克莱尔的花园里，那是她的自然王国。克莱尔正做着她最喜欢的修剪工作，她手里拿着一把不知从哪里找来的修剪枝叶的剪刀。我知道克莱尔的视力已经严重受损，她很少能看清楚近处的物品或者很难对物体距离自己多远做出判断。她身体的协调能力也受到了影响。所以当我看到她拿着剪刀时，我吓坏了。我担心她的安全，因为我不确定她是否可以保证自己不受伤。

我向她解释了我的担心并询问我是否能帮她修剪。理想状态下，我应该尽量鼓励她自己动手，但这次的情形超出了我的预期，所以当我看到克莱尔一边犹豫如何回答，一边身体前倾准备开始剪的时候，我制止了她。

"我现在要从你的手里拿走剪刀，"我说，"否则我不知道该怎么保证你的安全。"然后我伸手把她的剪刀拿走了。

想象一下当时的画面，克莱尔的脸一阵红一阵白。我都能看到她眼里马上要喷薄而出的怒火。她可能想反驳我，让我别多管闲事，可情绪好像卡住了她的喉咙。你能够想象，无法回应只会让她更加火冒三丈。

我原本可以顺着她的意思承认自己做错了，或者给出一大堆正当的理由。但我想到不该有人为此受到伤害，于是我尽量去揣测克莱尔当时内心的体验，很慢很慢地揣测。

"看上去你很生气，"我说，"我猜可能是因为你非常想在花园里做点什么。"我停顿了一下。

"或者你想要自己决定和选择做什么？"

我并没有提及她生气是因为我从她手里拿走了剪刀，也没说是因为她希望我把工具还给她。

克莱尔怔怔地看着我，若有所思，然后转身进了屋。我站在那里一脸茫然。我以为她很快就会忘了这件事，不过她后来一直对我爱搭不理的，我也不觉得惊讶。那些情绪依然还在，我知道如果我上前询问的话只会自讨没趣。

第二天，还是在花园里，她转过身来对着我，好像刚想起什么重要的事。"你昨天做得对。"她说。

"你是指我把你的剪刀拿走？"我问，"我还以为你为此而恼火呢。"

"没有，我一直在想……"克莱尔摇摇头，"我喜欢修修剪剪……但我要有自知之明。"

失智症患者有很多事情再也无法独立完成了，但他们很多时候并不屑于立刻接受照护者的帮助。这时你能给予他们最好的帮助就是提供一双愿意倾听的耳朵。

在混乱中寻找清晰

比起愤怒，失智症患者更常见的状态是困惑。他们有时候似乎活在几十年前。他们能看到我们看不到的，听到我们听不到的，或者与离世很久的人对话。他们好像与现实是脱节的，所以一些失智症的护理方式倡导"将他们重新带回现实中"。举个例子，告诉患者"房间里并没有鳄鱼，所以别害怕"。或者，"你冷静一下，你父亲 50 年前就去世了，他肯定没在对你大喊大叫"。这些"重回现实"的方法常常把我们眼中的现实填鸭式地硬塞给患者，用类似"别担心""冷静一下"或者"没必要哭"这样的命令来操控对方的情感。

"重回现实"，这种说法听上去是不错，可我们要回到谁的现实中去呢？

我并不是说我们各自生活在不同的现实世界，就像一座座彼此失去连结的孤岛，我想说的是，我们可以回到离我们最近、最鲜活的那个现实，也就是我们的感受和需要。而大部分人（无论失智与否）都与这个现实、与这个和我们关系最密切的内在世界失去了连结。我们要做的是带自己回到内心的家，而不是要求他人做出改变。

失智症患者在这一点上超出我们很多。尽管他们可能表面上与现实格格不入，但他们经常与自己的内在世界保持通话。社会规则、事件、数据、国际事务……这些占据大多数人"内存"的信息会慢慢淡出失智症患者的世界，他们的注意力会由外而转向内。

不过，刚开始与内在打交道并非一帆风顺。一些患者可能会被内在的体验吓到，他们可能觉得很陌生、很迷茫。但在他人的协助下，他们会穿越那片崎岖不平甚至令人恐惧的内在领域。基于同理心的沟通可以连结任何两个人。

伊冯有段时间开始产生幻觉，这让她很不安。好几个晚上她都在卧室里看到了鬼魂，她高声叫着我的名字，我走进去握住她的手，她惊慌失措地诉说着她的担心。

"我跟你说，这个房子有问题，"她说，"你去给邻居打电话，问他们之前谁住在这里。我想知道这些鬼魂是谁！你能把他们赶走吗？"

伊冯以前从来不相信什么鬼魂，但现在对她来说还有什么是正常的呢？她现在坚信这栋房子被诅咒了，房子就是所有这些诡异事件背后的原因。真是如此吗？有些东西对伊冯来说是活的才是她所经历的现实。

她用恳求的眼神望着我，希望我赶紧给邻居打电话（当时是凌晨两点）。

"伊冯，你害怕吗？所以你才想把房子主人的事搞清楚？"我问。

"我想知道以前谁住在这里。我想知道当时这个房子为什么卖那么便宜，你知道吗……"

"所以你很担心，因为你希望在这里能感到安全？"

"我想知道如果我继续住在这里的话，事情会不会更糟糕。"

"噢，所以你想要确认住在这里是安全的，对吗？"

"是的，"她喘了一口气，"我会没事吗？"

"你想听听我住在这栋房子里的感受吗？"我问。

我想通过这个问题确认伊冯是否愿意先听听我是怎么认为的。她点了点头，我调整自己，保持临在的状态。

"我在这栋房子里感到很安全，没有危险。"

听到这句话，伊冯抚摸着我的手，长长地吁了一口气。也许她得到了她想要确认的东西，又或许是信任让伊冯回归了平静。那一晚我睡得很踏实。

失智，也许会让某些人第一次有机会近距离地直面自己的内心世界。他们像进入了一个完全陌生的地方，刚开始会不知所措。

你可以运用在本书中学到的觉察、视角和一些具体的技巧以及你学着建立的失智照护关系帮助失智症患者慢慢安静下来，找到回家的感觉。当他们发现原来每个人的内心都有属于自己的栖息地时，可能会感到落寞，这时你可以用你学到的来帮助他们。

一段失智照护关系，像其他任何有意义的关系一样，重要的是以我们生命的真相为起点去与他人相遇。如果我们固守一个现实，就很难与他人真正相遇。如果你的世界屏蔽了其他人眼里的风景，你就可能错过为他人创造福祉的喜悦。幸福不来自他人，而来自满足他人需要的同时让自己的需要也得以满足。这是一个充满喜悦的给予和接受的过程，是连结创造的喜悦。

失智症患者常常会谈到一些超自然的现象，或是来生转世、幽灵鬼魂之类的话题。你并不需要改变自己的信仰来认同这些故事，以此来建立连结。同样，你也没必要让他们觉得出现这些幻觉有什么问题或是个错误。

相反，真正的感受和需要才是你要关注的。只要你能专注于你和对方内心的真实需要，你们就能在某处产生共鸣。你永远可以信赖内心的真实性。

这个真实性恰恰是非暴力沟通培训师凯瑟琳与她父亲相遇的地方。她站在她父亲内心世界的门阶上，与他攀谈，倾听他的需要。"我从来不觉得自己失去了父亲，"凯瑟琳说，"虽然他是一名失智症患者。"

父亲表现出让人不可理喻的行为时，她知道他正在感受。有一次父亲告诉她他最近搬回了堪萨斯，而他们正在聊天的地方是科罗拉多。但她理解父亲是因为怀念故土，所以她问道："你回到堪萨斯很兴奋吧，因为那是你的家乡，对吗？你很希望与亲人们重聚吧？你是这样想的吗？"父亲说："是的！是的！"女儿带有同理心的陪伴给予他深深的理解，他也因此备受鼓舞，开始饶有兴致地讲起家乡那些动人的往事。

他人的内心世界并非遥不可及。相反，如果你能意识到他们在乎什么，你就能在那一刻与他们相遇。当你倾听的时候，要留意那时那地是什么让他们触动，他们的渴望是什么，那一刻什么是有意义的。

你不仅不会失去至爱的亲人，还会收获一位朋友。

在一家失智症患者疗养院工作的护士梅乐妮·西尔斯很快就发现用"让人重回现实"的方法交不到朋友。今天几号、总统叫什么名字、某某人多少岁……问这些日常问题太过无趣。有一些工作人员另辟蹊径。有一天梅乐妮走进病房，受邀参加一个下午茶聚会，那里有假装存在的茶杯、碟子和蛋糕，太好玩了。轮到梅乐妮出场的时候，她很投入地扮演了一位客人。这样的互动让病人们心满意足，他们对友谊和庆祝的渴望得到了满足。

如果梅乐妮选择直言不讳地告诉病人们说醒醒吧，这里是疗养院。你能想象那个画面吗？好吧，可以确定的是，她肯定会错过一场精彩的派对。

第 十 章

学会提问

在某种程度上，每一个记忆都是一种想象。

——杰拉尔德·埃德尔曼，美国生物学家

10

"非暴力沟通是什么？"奥利的母亲问。

奥利住在斯堪的纳维亚半岛，是国际非暴力沟通中心的一位认证培训师。他知道这种时候不能这样回答："你不记得了吗？我去年成为非暴力沟通的认证培训师了呀，我们讨论过无数次了。"

奥利参加非暴力沟通培训这件事似乎已经成为他和母亲这几年的一个心结了。刚开始，他认为母亲记不住是因为没仔细听，或者是因为不够关心他。后来，他的母亲被确诊得了失智症，他才知道母亲不但失忆了，而且不知道自己失忆。

很多人没办法和失智症患者正常沟通时，会感觉颇受打击。与他们谈话需要投入更多，你要迅速学习如何提问题。你不能问一些家长里短的事，比如"你忘了吗？"，或"你的预约是哪一天？"，或"医生怎么说的？"。对方可能什么都想不起来。或者他们会给你一个回答，然后一遍又一遍地重复，或者反过来重复地问你问题。

多莉忍受不了同患失智症的朋友贝丝，她觉得和贝丝聊天没有任何意义。当年十几岁的我发现和曾外祖母之间的对话永远都不可能按照我想要的方式进行时，立刻选择了离开。"你做了什么呢？"

类似这样一个普普通通的问题却得不到曾外祖母应有的回应，我不知道接下来该如何与她互动。一些失智照护方法甚至会建议你停止向患者问问题，好让他们没有压力，或避免尴尬。可如果没了这些互动，谈话可能就会变得死气沉沉，毫无乐趣可言了。

相反，让同理心的存在成为我们的一个基准以及思想的核心理念，这样我们就可以与失智症患者在日常生活中展开一些坦诚而愉快的交谈。运用你的想象力，打破常规，探索一些新的对话领域——那里的风景对你来说可能很陌生，但那恰恰是进入失智症患者内心花园的入口。

探索记忆的万花筒

大部分人认为记忆就是如实保存在我们大脑中的事件。我们以为过去发生的事情与我们的记忆一模一样，却不知我们的大脑原来创意十足，我们对每一件事情的记忆都打上了我们自己（我们所认为的那个自己）的烙印。最终我们积累的那些记忆，其意义是对"我"而言的，是以"我"为中心的。历史是由这个世界发生的各种事件组成的，而回忆则是有关"我"的故事。

我们应该去探索客观的历史事件还是主观的"我"的故事，这是一个令人玩味的命题。哪个选择更具有生命力？我们活着是为了收集回忆，还是体验生命？有人可能会说，失智症患者记忆的背篓上有一个洞，他们的记忆会不停地往外漏，但这并不影响他们在体验生命的这条路上满载而归。

我们活着是为了收集回忆，还是体验生命？

当你的年纪大到可以阅读这本书，但又不是太老的时候，你至少已经活了 7000 天了。等你 60 岁的时候，你已经活了 22000 天了。回忆浩如烟海，没人能记住每分每秒发生了什么，对吧？你记得你活到第 3000 天的时候做了什么吗，也就是你刚满 8 岁不久的时候？也许不记得了，除非那一天发生了一些重大的事情。

我们记不住每天发生的事情并不是因为失智，而是我们不需要都记住。只有一部分回忆对"我"有意义。昨天在你前面的那辆车的车牌号你记得住吗？又或者两个月前的星期二你午饭吃了什么？我们会根据需要来编辑日期、事件、名称和其他各种数据。和电脑的硬盘一样，我们大脑的存储容量有限，我们会不断清除日常生活中的"缓存"记忆。

然而，有些事情我们永远都忘不了，而且它们可能不是那些你以为自己理所当然会记得的事情。我们会记住重大事件、一些碎片信息和一些随机的东西，我们的大脑似乎自己有一套处理记忆的系统和方法。但一般来讲，我们会把那些（至少自认为）刻有个人烙印的事件和信息在脑海中"置顶"。

对于失智症患者来说同样如此。他们记得那些对自己重要的事情，那些事情塑造了他们心目中的自己。不过我们的记忆是如何进行编辑的仍然是个谜。你可能会想，一些特定事件或事实到底是被随机消除的，还是因为信息对当事人无关紧要呢？

　　我会举办一些以记忆和失智症为主题的工作坊。亨利是其中一名学员，他是一位 60 多岁的阅历丰富的男士。

　　我请他讲述自己的故事，讲 3 次，每次 3 分钟或者更短，每次使用不同的故事素材。他发现这个过程非常有趣，尤其是后面的回顾环节，他惊讶地发现在整个讲述过程中，自己对家中两个已成年的孩子只字未提！为什么会这样呢？这说明了什么吗？

　　失智症患者常常记不起自己有孩子、配偶或兄弟姐妹。看到丈夫进来会以为是自己的父亲或儿子，任何关系亲密的人都有可能被他们从记忆库删除（或者回收）。这些并非是无足轻重的关系，甚至恰恰相反。正如菲利普·罗斯在《美国牧歌》中所写的："我们不止会忘记一些不重要的事情，还会因为某些事太过重要而忘记……我们每个人记忆和遗忘的模式，都如迷宫一样错综复杂，像指纹一样带有强烈的个人特征。"

　　无论记忆的删减是基于什么原因或算法，就算是在失智症的晚期，有一些回忆也会一直留存下来。我把这些回忆命名为"我的故事"。这些故事和一个人的自我意识有关——他们认为自己是谁以及什么造就了他们。无论你和某人的关系有多么亲密，顾名思义，"我的故事"和你无关，是关于他们自己的。

　　对失智症患者来说，这些故事无比珍贵，它们也有可能成为你的财富。借由这些故事，你可以获悉他们的视角，洞察他们的内在空间。如果你对他们的过去一无所知，这些故事可以为你提供很多线索。即便你认识一个人很久了，甚至和他在一起一辈子了，这些故事也依然能帮助你从他的内心世界了解他。

　　与伊冯的初识，我至今记忆犹新。我想了解她的过去，一位长期住在她家的照护者说："你应该问问伊冯本人，她很喜欢讲自己的故事。"所以我现在都会让我的患者客户亲口讲述自己的故事。因为"我的故事"属于患者本人，需要本人以自己想要的方式呈现出来。

　　失智症患者常常不受社会规则的束缚——他们可能比患病之前更坦诚，更有趣。当然，他们也很可能忘了自己是谁，忘了你是谁。

　　"你记得我吗？"弗兰经常用这个问题与她的朋友迪亚曼蒂娜寒暄，希望能唤醒朋友的一些回忆。这反而让对方有一些不安。很明显，仅凭弗兰的外表，迪亚曼蒂娜认不出来她是谁。

　　这时候，我们很容易将这种记忆的模糊误解为冷漠，我们会在心里嘀咕：如果你在乎我们的关系，你就应该记得我。

　　慢慢地，弗兰发现，如果她先敲门，然后像一位熟识的朋友一样大大方方地走进房间，效果就会好很多。弗兰的友好和自在，让迪亚曼蒂娜确认对方肯定是自己的朋友。有了这样一种轻松愉悦的氛围，弗兰就能与对方开始建立连结。这让弗兰豁然开朗，原来她可以信任她们之间的连结，而不需要去担心什么记忆。

　　迪亚曼蒂娜现在相信弗兰是住在疗养院的人。她称弗兰为"一个亲爱的、友好的人"和"一位邻居"，这满足了弗兰对于连结的需要，疗愈了她们的关系。

　　如果旧有的关系模式已经失效，你们就需要重新认识彼此。每个人都有很多未知的故事等待对方开启。这个人是谁？当你带着同理心好奇地探寻，你会摒弃那些刻板印象，去聆听对方生命里最动人的乐章。

失智症常常与失忆画上等号。但无论有多少日期、事件、姓名或面孔被遗忘，有一个地方始终会保留，那就是储存"我的故事"的记忆区。那里存放着他们的真相，那里是他们最自信、最自在的家园，在那里他们愿意与不曾谋面的人谈心。如果你想与一名失智症患者建立连结，就请在那里与他们相遇。

在那里，他们才是权威。"我的故事"并不是由一堆真实准确、可考证的事实拼凑而成的，它是关于"我"的故事，极具个人化。如果某人与你分享他的"我的故事"，实则允许你进入他最隐秘的空间，在那里，一切都显得自然合理，尽管外界看来并非如此。这是一份奢侈的许可。你收获的并不单纯是对方经历的一些事件，更多的是那些事件对他们的意义和影响。

还记得当我问到曾外祖母的家人时她眼里的喜悦吗？她对她自己的"我的故事"了然于心，虽然那是她能想起来的最后一个故事，但就是这个故事定义了她是谁——她是那个思念北方亲人的人。

老故事，新问题

大部分失智症患者毫不在意自己重复说一句话、一个短语，或者一个问题。这件事好像只会困扰照护者。同样，患者经常把内衣外穿也不会觉得尴尬……如果受困扰的人是你，那你得自己想办法自救。试试看，把对方的重复看成善意的邀请，他们在持续地邀请你与他们连结。

"亲爱的，'二战'期间你干什么了？"伊冯问我。

几个星期前，伊冯受了一次严重的伤。康复期间，她突然对聊天有了浓厚的兴趣。当时，她马上要迎来她的百岁寿辰，那一年也是第二次世界大战在欧洲爆发后的第 73 个年头。我们坐在她的客厅里，周围的摆设像极了博物馆里精心陈列的文物。这样的布置让人不禁联想起硝烟四起的战争年代，这让她的问题很契合当时的环境。"'二战'期间你干什么了？"是她那个年代熟人之间常聊的话题。

我猜她是想借此多了解我。关于这场战争，我从学校、书本和电影里了解过一些，偶尔也从我的祖父母那里听过只言片语，他们在波兰亲眼见过这场战争。但对我而言，这场战争属于遥远的过去。它几乎像超现实的存在——像一团来自过去的阴影，笼罩着我生活的这个时代。如果要问我，我在战争期间做了什么，我想说我与这场战争毫无瓜葛。感谢上帝，这场战争没有成为我生命的一部分，除此之外，也没别的可说了。

我们第一次聊天的时候，伊冯问我："亲爱的，那你在'二战'期间干什么了？"我回答："呃，我还没出生呢。"

"噢，对。当然，你这么年轻，我都忘了，"伊冯说，"那你父母呢？"

"我父母也没出生呢。他们是 20 世纪 50 年代出生的，那时候战争已经结束 10 年了。"

"天呐，你是个小不点儿啊！你竟然学会走路了，太不可思议了！"

那是一句讽刺，我能从她的语气中听出来。而且我看得出伊冯对我们的谈话失去了兴趣。她转过头，拿起遥控器打开电视。那真是戏剧性的一幕，她想把我这个不会聊天的频道关了，换成另一个会聊天的频道。于是我们的对话戛然而止，至少最开始的三四次对话都是这样不欢而散。

我有时候还会补充一句，说伊冯是比我的祖父母还年长的一代人，我的祖父母是战争爆发前几年出生的，但这也没能挽救我们的谈话。

值得庆幸的是，好心的伊冯给了我更多练习的机会，我每一次都有一些进步。这些机会时不时就会冒出来，虽然都是同一个问题："'二战'的时候你干什么了？"她每次问我，我都有机会尝试不同的回答，体验不同的效果。

我需要不断解释我为什么没有参加那场我无法参加的战争，这一方面让我觉得诙谐，另一方面又让我觉得荒唐。但对伊冯来说很严肃，而且我的回答在她眼里纯粹是废话。很明显，我们是来自两个世界的人，为了理解我说的话，她必须要清楚我们如今所在的是2012年，而她已经97岁了。

这些是所谓的客观事实，在这个现实世界里，连她卧室里的那些物件都已经超过70岁了。但伊冯并不觉得自己有那么大年纪，她觉得自己变老的速度和家里那些物品不同。我从她之前几次聊天中透露的蛛丝马迹断定，她认为自己还不到40岁。她有她自己的生命节奏，如果你想要了解她，你就要把她当成一位30多岁的女士。

对她来说，战争就在身边，是每个人都热衷的话题，所有的新闻都和战争有关。在她的世界里，战争昨天刚刚爆发。我一直想给出一个合情合理的回应，直到有一天我意识到，原来我完全误解了她的问题！她其实并不是真的想知道我干了什么，而是想问：你想听听我在战争期间都干了什么吗？

她告诉我，"二战"时英国伦敦遭受纳粹轰炸期间，她主动申请值夜班。她坐在丽思酒店的屋顶上，那是当时城市的制高点，她和同伴密切关注敌人的动向，一旦发现情况，就立刻向社区发出警报，让居民撤离至安全的庇护所。她并没有把这件事当成一个恐怖事件，而是看作一次令人激动而又美妙的经历——有一部分原因是那件事让她和其他守夜志愿者得到了奖励，他们在全国最好的酒店吃了一顿免费大餐。

她就这样勇敢地、义无反顾地投身于这场战争的漩涡中心，她的命运与这个国家的心脏——首都紧紧交织在一起。她没有驾照，但她会开车，当时伦敦需要司机，于是她自愿成为一名救护车司机。有一次她开车穿过被狂轰滥炸的街道，把一位病人送到了医院，而当时随车医生就在车上给病人做心脏复苏，最后病人得救了。

与此同时，伊冯的母亲在家中收容了无数波兰士兵，他们每晚都聚在地窖里唱波兰民歌。伊冯有时也会加入他们，他们在一起欢歌笑语。也许当时跟随军队到英国的我的曾祖父安东尼，也在这些士兵当中呢！我从未见过他，因为他后来再也没有回到波兰和家人团聚。他最后在威尔士定居直至离世，那里离我现在住的地方不远。在他逝世后的至少 50 年后，我才找到他的坟墓。也许伊冯认识他，也许我们的生命在时间和历史的长河中神秘地交织在了一起。

当我像一位友好的访客来到她的世界时，她用她的故事和传奇经历款待我。我们以这样的方式相遇，我是访客，她是主人，我可以畅所欲言地问她各种问题，而她则气定神闲，自信地侃侃而谈。

对失智症患者来说，如果你的意图是了解对方的世界，那你问的问题不会令他们恐慌或有压力。伊冯知道我问的所有问题都是为了在她的世界与她相遇。确实是这样。就像我的朋友伊恩·麦肯齐说的："开放性的问题让人开放。"能让对话继续下去的问题是：是什么样的呢？好玩吗？是不是很可怕？你能多说一点吗？

对失智症患者来说，如果你的意图是了解对方的世界，那你问的问题不会令他们恐慌。

去除背景噪声或电视的干扰，有助于与失智症患者展开对话。一次专注一个话题会让他们更容易理解你的问题。要尽可能地言简意赅，简单常常能带来深度。

以上这些经验都源自这一次的领悟：让伊冯讲述她的故事，陪她敲开记忆的大门。"'二战'期间你都干什么了？"最初我怎么也想不到这个翻来覆去被问出的问题后面隐藏的是伊冯如金子般可贵的回忆。

伊冯一直重复问这个问题，最后反而助我一臂之力。我们在重复和不断尝试中学习。失智症患者的重复是一个福音，它让我们有机会探索如何应对。正如哲学家兼诗人克里斯·贾米在《健康学》一书中所写："在这种重复中，一个人能够从不同的、全新的视角再次体验同一件事。"

失智照护关系中很重要的一点，就是能够从一个崭新的角度去看待同一件事情。面对同一句话，比如"我想报警"或者"我需要把车取回来"或者"带我回家"，我们常常只会给出同一种反应。如此一来，我们制造了双重的重复——失智症患者的重复，和我们的习惯性重复。

反复听到同一句话有时可能会触发我们的反应，也就是说会刺激我们内在的某个地方，让我们敏感易怒。发生这种情况有很多原因，主要原因是，当我们不断重复自己的时候，通常表示我们认为自己没被听到，或者我们正在努力地表达自己。这种重复是有意识的，很好理解。所以当一位失智症患者一再重复，我们很难认为他不是故意的。然而，我们几乎可以百分百地确定失智症病人并不知道自己在重复。对他们来说，每次都是新鲜出炉的第一次。与他们交流，我们需要轻松顽皮一点，不能太刻板。

试试看，会发生什么，之后你可以再试一次，然后再来一次。并不是说你最后会得到一个唯一的正确答案，在这些情况下，自发的反应就是正确的反应。

只要你能体会到其中的乐趣或能学到一些经验，这个方法就是有用的。不过有时候，一个重复的问题可能会触发我们的情绪，那就需要我们对自己进行同理倾听。

凯瑟琳·麦克费伦的父母都患有失智症，他们经常兴奋地给她打电话，重复分享刚刚发生的一些好玩的事情。对凯瑟琳来说，这些事情一点儿都不新鲜，但每一次她都感觉很高兴，直到凯瑟琳得了乳腺癌，做了一次大手术。手术最终很顺利。几个星期之后，她的母亲打来电话，谈话的内容还是那样。

"你好吗，亲爱的？"

"我还可以，在慢慢恢复。"

"恢复？什么恢复？你怎么了？"

"妈妈，我做了一次很大的手术。"

"做手术？你怎么没告诉我呢？"

凯瑟琳的母亲什么都不记得，更别说她女儿生病了这件事，凯瑟琳只好每次都再说一遍自己的病情。

这种滋味让人很痛苦。女儿的人生当中发生了如此重大的事件，最亲爱的母亲竟然完全不记得，这让人很难接受。在这样一再重复的遗忘中，似乎看不到爱和在乎，只有冷漠。凯瑟琳在进行自我同理的过程中，她意识到可以自主选择什么时候、如何与母亲谈论自己的病情，这对自己很重要。

有了选择这个需要，凯瑟琳决定要提醒母亲自己人生中这一重大的事件。她在一张纸上写下两句话："凯瑟琳做了一次很大的外科手术。但她现在状态很好。"她把这张纸放在母亲的电话旁。她们之间那个痛苦的重复性对话终于停止了。这个简单的对策让凯瑟琳从无数次重复讲述自己病情的折磨中解脱出来，同时，它也挽救了母亲的尴尬和压力。

把你预见会发生但不知道如何回答的问题的答案提前写下来，可能是个不错的方法。来自加利福尼亚的非暴力沟通实践者马修对这一点深有体会。他的一位患有失智症的朋友在一段痛苦的住院经历之后回到自己家中。马修发现她不断重复地问一些问题。她看上去不安、害怕、沮丧，她无法理解别人给出的回答。马修仔细记下她所有的问题，并在每个问题后面附上一个简单的回答。当他把这张写满她担忧的问题和答案的字条交给她时，她立刻就放松了，安心地研究起那张纸上的内容。

当我们的意图、价值和需要与策略相匹配的时候，有时候一个电话或一张纸就能帮助我们建立连结。而其他一些时刻，包括失智症发展到晚期时，我们会越来越依赖更直接、即时的方式与患者交流。就算无法使用语言，我们也依然有可能与他们保持连结。

第 十 一 章

保持连结

不要说话，除非你的话能改善这沉默。

——安东尼·德美罗，耶稣会牧师

11

　　对于"沟通"这个词，字典给出的定义是信息的交换。非暴力沟通对这个词的定义是，能带来连结的信息交换。以非暴力的方式进行的沟通并非以大量的信息传递为目的，而更像是为与某人见面而开启的旅程。

　　非暴力沟通应用在失智照护关系中非常有效，因为在失智照护关系中，沟通的本质恰恰在于去失智症患者的世界与他们相遇。重点不在于事实本身、对实际情况的描述或者信息的互换，只是单纯地建立连结。

　　建立这种连结并不是简单划一或夸夸其谈地说话。它甚至不一定需要说话。正如鲁米所说，"让人们互相吸引的那条内在的纽带，是连结，而不是语言"。所以不能迷失在语言中。也许这样我们才能更快地找到彼此。

　　沉默在人类关系中的重要性不可小觑。人生很多里程碑式的重大事件的发生都没有太多语言，比如：出生（母亲生产和婴儿呱呱坠地）、第一次学会走路、亲吻、相对莞尔一笑。正所谓，情至深则爱无言，情至切则爱无声。

这一章将介绍三种建立连结的非语言手段：临在、音乐和触摸。

练习彼此临在

有一天，我和丈夫斯考特去一家养老院看望一位患失智症的朋友埃德。他的病情发展得很快。我们走进他的房间时，他没有认出我们，但表示很欢迎我们的到来。我们三人坐下来，我问他最近怎么样，他最近的冥想有何收获（因为我知道他是一个虔诚的修行人）等。

埃德尝试回答，但感觉话就在他的嘴边，他在耐心地等那些字词冒出来。房间里弥漫着那种让人想打破的沉默，就像一个有裂缝的玻璃盘子，每个人都在等它裂开，但时间过了一分钟又一分钟，它迟迟没有裂开。埃德怔怔地盯着地毯，似乎不想惊动那些早已不知去向的话语。我耐心地等着，斯考特坐在一旁默默地陪伴。钟表滴答滴答地走着，过了一会儿，埃德收回凝视的眼神，往后坐了坐。

斯考特注意到埃德的眼神，问道："它们不见了？"

"是的。"我们的这位朋友很快做出回应，承认那些话到了嘴边又溜掉了。

好吧，我承认有一点尴尬。我想不如去和护工聊一聊，看看埃德最近状态如何。于是我找了个借口先离开了，留下两位男士在房间里。等我和护工聊完再重新回到房间时，埃德看见我非常惊讶，他很可能忘了 15 分钟前刚见过我。他一脸疑惑地看着斯考特，好像在问：可以让这个陌生人进来吗？斯考特轻松的表情告诉他没问题，她是一位朋友。于是埃德又欢迎了我一次，手指向我可以坐的地方。

我坐下来，询问我不在的这十几分钟里他们是不是一直这样沉默地坐着？我的好奇得到了印证，事实确实如此。他们似乎什么都没做，又似乎做了很多，他们在寂静中编织了连结的纽带。斯考特轻松自在地坐着，他没有急于去打破、去质疑那个沉默，或期待事情有任何不同，他只是安心地待在那种沉默里——可是连结却这样发生了。他们没有你来我往地寒暄，他们只是享受彼此的临在。

当我作为陌生人走进房间时，埃德转向斯考特寻求确认，我看到有一份信任在他们之间升起。斯考特进入了埃德的内心花园。

那可能是斯考特第一次与失智症患者见面，然而他在沉默中建立连结的直觉如此美好，让我自叹不如。

音乐，犹如同理的声音在耳边低语

我第一次见到伊冯的时候，她身上盖着毯子，坐在轮椅上，神情有点呆滞。确切地说，那是我第一次看到伊冯，因为那并不是一次真正的遇见。她闭着眼睛，无论我说什么她都无动于衷。我看到她挺直的姿态，知道她没有睡着，但她看上去比那沉睡不醒的人还让我感觉遥远。

我想过去和她打招呼，但无论是开口说"你好"，还是眼神交流，都不管用。身体接触我也觉得不妥，因为我完全无法判断她是否能接受。我决定换一种方式。

整整 12 个小时，伊冯在轮椅上纹丝不动，于是我在她房间里四处打量，最后看到了一套旧磁带。我又努力找了找，找到一台老式录音机。我放了一首 20 世纪 60 年代的钢琴爵士乐，音乐打破了沉默，优美的钢琴曲在房间里慢慢扩散开来。我坐下来，开始了解对面这个女人。当第一滴眼泪从她的脸颊滑落时，那个瞬间比几个小时的谈话还要珍贵。尽管我和伊冯是在几天之后才有了真正意义上的交谈，但那一刻是我与她真正相遇的瞬间。正如维克多·雨果所说："音乐表达的是无法用语言描绘，但同时又不可能对其保持沉默的东西。"

音乐能让很多失智症患者打开自己。像伊冯这样的人，听到自己最爱的钢琴曲时，就会敞开心扉，还有一些人听到熟悉的旋律会跟着哼唱。一些语言功能严重退化的人依然能唱歌，甚至能在歌唱中回忆起往事。对于经常忘词、表达困难的克莱尔来说，唱歌的时候她可以流利地表达自己，这让她整个人都神清气爽。那是一个圣诞节的傍晚，当时我为她唱了一首《平安夜》，她和我一起唱了起来。让我喜出望外的是，她不仅知道所有的歌词，而且唱得非常流畅。我们俩就这样一起唱着，平安夜（Silent Night）一点儿也不"平静"（silent）。

深深地触摸

如果你在失智照护关系中还没有体验过触摸，接下来我可以介绍一下。触摸，和信任一样需要时间的沉淀，它不是一蹴而就的。在建立信任的过程中，你需要不断地向对方传递一个信号：你在乎他们的需要。触摸可以成为传递这个信号的使者。触摸可以传递安慰、支持、温柔、同理、爱和理解，以及你对另一方和你们关系的信任。

我说的触摸，是把你的手轻柔地放在对方的肩上、背上或他们的手上。最好是一点一点地循序渐进地进行。刚开始的时候，你需要感知你的动作，看看什么样的触摸方式是令对方舒服的，什么样的触摸方式会令他们如你所期待地那样做出回应。触摸也可以是跟对方靠得很近，同时尊重他们的私人空间。这样做是告诉对方你是他亲近的人，你是他的家人（family）或熟人（familiar）。这两个词都来源于拉丁文的同一个词根 familia，这可能并非巧合。你这样做，就是暗示对方你与他是一起的。

因为克莱尔视力受损，所以我用触摸的方式告诉她：我在这里，我和你在一起。如果我想跟伊冯说一件事，我会握住她的手来吸引她的注意力。每次戈登不知道下一步该怎么走的时候，我会挽住他的胳膊，而其他任何场合我都不会主动触碰他。同样，每次出去散步，多莉都会欣然地搭着我的胳膊，让自己保持平衡。我们聊天的时候，她对于触摸没什么感觉，但在她心情沮丧时，她很喜欢我轻轻地抚摸她的胳膊。

一位名叫露丝的非暴力沟通践行者，从未与她的母亲有过身体接触。他们整个家族成员都不拥抱，也不用这种方式建立连结。但后来，露丝从丈夫那里感受到触摸的可贵，他教会她握手和拥抱的重要性。于是她意识到她和父母之间多么缺乏身体的触摸。后来她的母亲得了失智症，住进了养老院，露丝经常去看望她。在母亲的病房里，触摸和偶尔的拥抱逐渐成为他们关系的一部分。但有一天，露丝陪母亲在医院做检查的时候，她觉得母亲似乎不太自在，就把手放在母亲的胳膊上来安抚她。她的母亲身体抖了一下，然后立刻把胳膊挪开了。类似的事情又发生了一次之后，露丝发现母亲会区分公共场合和私人场合——在她自己的房间里，她可以接受甚至喜欢的事，在众人面前就不可以或者不喜欢。

或许还有别的原因。也许她们之间的连结和信任还不够充分。而且，当人们想要表明自己的独立自主性时，他们可能不喜欢触摸。也许露丝的母亲是想表达：我不是一个小孩儿，我不需要你扶我。

我和很多失智症患者相处过，他们完全不知道我是谁，不记得以前见过我，但只要我与他们进行身体的触碰，他们就会放松下来，好像记住我的是他们的身体，而不是他们的眼睛或者耳朵。触觉可能比一个人的外表或声音（尤其是脸）更容易让人记忆深刻，更有意义，更别说枯燥的事实了。在《无悔生活》一书中，阿诺·梅特兰用以下文字记录了日渐衰弱的母亲的状态：

身体可能动不了了，头脑可能停止运作了，但存在不会。只要存在，我们就可以交流。存在与存在之间的交流让我们彼此相连，那份连结始终存在，触手可及……母亲的思维虽然已经停滞，当她依然能够看到、听到，尤其能够感觉到。

在失智症的晚期，触摸可以成为你的救命稻草，成为你们心与心交流的通道。通过触摸，你告诉对方，我们在一起，我爱你，我为你而来，我在乎。这是我们作为人类能够向他人传递的最重要的几个信息，不需要借助语言和文字就可以做到。连结可以超越语言，连结可以来自沉默、临在和触摸。

体验脆弱

上帝向我揭示的天堂是必然的,

……不管发生什么,只要我们能彼此连结……

我们一定会享受给予,我们也会回馈生命。

——马歇尔·卢森堡,美国和平使者

我的祖母艾琳娜，在她母亲身边照护她很多年。曾外祖母玛利亚去世几年之后，祖母也永远地离开了我们。

　　祖母去世前我就在她身边，我见证了她生命最后的时刻。我当时 23 岁，她弥留之际的样子让我永生难忘。她显得那么脆弱和无助。当时的我不知道能为她做些什么，但我发誓要找到一条能带来连结和平和的途径。

　　在死亡面前，我们都会面对生命中最深刻，同样也最令人生畏的问题：生命的意义是什么？死亡就是终点吗？当我们试图为这些问题寻找一个明确的答案时，我们其实是想消除内心的恐惧。我们害怕面对未知时的脆弱，但正如波兰失智症咨询师达努塔·利平斯卡所说："这种真实的脆弱，这种卸下防备的敞开和诚实，也是神圣和精神的家园。"

　　我慢慢体会到，在建立一段有意义的关系的过程中，脆弱是最能带来连结的品质。目睹祖母离去时的惶恐不安，也使我在那一刻顿悟：也许脆弱并非懦弱，而是力量的象征。也许脆弱的同时也可以无畏。因为我们可以信任彼此之间的连结，而这份连结只有当我们保持开放和敏感的时候才会增强——无论我们是活着还是即将步入死亡。

申彭·胡克汉姆喇嘛一生都致力于向世人揭示人与人之间的连结原来可以如此之深。与我们有关联的人是我们生命的组成部分，是我们存在的本质。我们可以信赖和依靠我们与他人的关系。尤其当我们致力于培养我们每个人内在的完整性和身心安康时，更是如此。

我将照护工作当作自我的修行之路，通过相互帮助的关系活出自我。正如拉姆·达斯和保罗·戈勒姆在《我能做些什么？对照护者的支持和鼓舞》一书中所说的那样："帮助，被大多数灵性传统定义为生命的根本问题。我们所有的努力都是为了从人类的分离感中觉醒。"

我对祖母艾琳娜许下的诺言点燃了我对觉醒的渴望。我觉得我们之间的连结从未中断，它持续焕发着生机。它激励我完成了这本书。对于我和祖母之间的这份连结，我将永怀感恩之心。

充分地表达感谢

感恩开启生命的丰盛，

感恩为过去赋予意义，

为今天带来和平，为明天创造愿景。

——梅洛迪·贝蒂，美国作家

"你是不是希望每个人都变成失智症患者？！"有一次维罗妮卡的姐姐这样对她说。

维罗妮卡一直尝试用非暴力沟通的方式与患有失智症的母亲格特鲁德互动。失智症和非暴力沟通让这两个女人走到了一起。这是她们人生中的第一次，是维罗妮卡从 5 岁开始住校之后，母女俩第一次享受彼此的亲密、相互的理解和轻松的调侃。

失智症很神奇地唤醒了格特鲁德对美的欣赏。她经常说："看看看，太美了！"96 岁高龄的她好像终于发现了美的真谛。

看到母亲的生命像花一样绽放，维罗妮卡备受鼓舞。虽然失智症让格特鲁德走路不稳、双脚红肿，但她看上去比年轻时更鲜活动人。即便只是和我聊起她的母亲（她的母亲现在只能活在她美好的回忆里了），维罗妮卡都说她内心充满了感恩。与母亲这一段姗姗来迟的充满爱和流动的关系，让她深感欣喜："失智症好像为我们俩打开了一扇新的沟通之门。"

对维罗妮卡和她的母亲而言，失智症反而带来了一段健康的关系。失智症改变了很多人（包括她们母女）惯常的互动方式。失智症引起的语言、认知和记忆的退化虽然限制了沟通，但也创造了新的可能性。它让我们彼此能够表达一些不可言喻但直抵心灵的东西。

"我并不是希望每个人都患上失智症。我不是这个意思。"维罗妮卡澄清道，"只不过失智症确实让我们母女俩更亲密，生活里充满了欢乐，我们可以自由表达对彼此无条件的爱。我只是希望每个人都能像我一样体验到关系重建的美妙。"

联想到我与失智症患者的相处经历，我也一直心怀感恩。它让我用宏观的视角看问题，专注整体，关注身心健康，用心生活。

每个照护者都可以表达内心的感激，你可以向患者表达感激，也可以对你自己表达感激。对于你照护的那个人，你有什么想感激的吗？对你自己，你有什么想感激的吗？

狗的尾巴可以让它们随时表达感激、欢乐和欣赏。诗人奥登曾说："我们开心的时候都希望能有一条可以摇的尾巴。"但作为人类，我们不得不通过别的途径来表达我们的感激。感激的语言是第一步，这对于一段失智照护关系来说非常重要。然而感激不只是语言，它本质上是一种体验。

非暴力沟通鼓励人们化感激为庆祝，一场对生命的庆祝。对生者表达感激充满兴奋和热情；对即将离去的人表达感激则饱含平静和辛酸的意味。但无论如何，感激比任何稍纵即逝的情绪更持久。它是一种心怀感恩的品质。即便你身处的失智照护关系已经结束，你对这段关系的感激依然可以继续。你与他人建立的连结是永恒的，没有时间限制。

致 谢

这本书是基于我对失智症的思考以及对自我和他人的不断了解所写的，但它的核心思想完全来自两位在各自领域成就非凡的前辈的影响——马歇尔·卢森堡和申彭·胡克汉姆喇嘛。

我没有和马歇尔·卢森堡博士直接接触过，只是曾在他创立的国际非暴力沟通中心（CNVC）学习。我从 CNVC 的认证培训师伊丽莎白·英格里斯、布里奇特·贝尔格雷夫和吉娜·劳瑞那里学习了非暴力沟通的方法。同时，认证培训师柯尔斯顿·克里斯滕森、凯瑟琳·麦克费伦和梅乐妮·西尔斯从这本书的创作之初就给予了我大力支持，将她们与失智症患者的故事倾囊相赠，她们的帮助让这本书的问世成为可能。

如果不是申彭·胡克汉姆喇嘛，我绝不会接触到非暴力沟通。她一生致力于寻求和宣扬生命的实相和真谛，她像一盏明灯一样照亮了我的人生。我有幸与她合作多年，她的"活出觉醒的心"线上培训，对我影响很大，而由那些渴望觉醒的同道之人（"觉醒的心"僧伽）组成的社团对我的创作起到了关键的作用。我要特别感谢塔拉·安妮·露对我一直以来的慷慨相助，我对她感激不尽。

如果没有我的那些失智症客户，就不会有这本书。我努力做到保密和匿名，同时如实保留了故事的精髓。我对他们的名字和一些个人信息都做了更改。他们每个人都曾真诚地邀请我进入他们的生命，给予我这么多学习和反思的机会，对此我心怀感恩。

我同样感激我的照护者同仁们，特别是汉娜·维斯比、米夫·罗兰兹和爱德塔·沃尔克维奇，从他们那里我学到了很多技能和为人处世的态度。

汤姆·吉特伍德是我们照护者的福音，很感谢他在以人为本的失智症照护领域的著作，以及他对于关系在这一类照护中的重要性的强调。我个人要特别感谢班戈大学威尔士失智症服务发展中心的鲍勃·伍兹教授，他继承了吉特伍德的思想衣钵，并为本书撰写了序言部分。

我非常感谢英国阿尔茨海默病学会，他们为提高英国及其他地区对失智症的认识做出了不懈的努力，而且我从他们那里学到的与失智症患者相处的方法在很多方面都和非暴力沟通的原则不谋而合。

我要感谢明治·斯图尔特和 Puddle Dancer 出版社，他们早在我的手稿完成之前就对这本书的核心概念表示了认可。

我对我的审校者们充满了感激。谢谢西尔维娅·罗斯在写作的初期阶段对我的陪伴。瑞秋·爱德华兹在中间的加入，为我带来很多温暖、理解和鼓励，让创作得以继续进行。后来，我又遇到了 Tandem 编辑有限责任公司的凯拉·福利斯塔，她丰富的经验、技巧和同理心，不仅让我的写作更上一层楼，也让我的整个生命状态向前跨了一大步。

谢谢那些为本书贡献了很多自己的照护经历的人们，包括亚历山大·威尔逊、阿尔瓦罗·埃姆彼得、格特·切维尔·丹尼尔森、简·帕克、凯特·福斯特、凯蒂·莫罗、蒙特赛·莫内里奥、保莱特·布雷·纳雷，罗伯特·格温·戴维斯，还有其他选择匿名的朋友。谢谢你们的信任。

我因为忙于写作而怠慢了很多人，谢谢他们依然义无反顾地支持我，特别是伊丽莎白·埃利奥特、卡西亚·库尔鲍夫斯卡、范五和凯西·克莱姆夫妇、维基和约翰·霍普·罗宾逊夫妇、莎拉·里奇、奥尔加·维特科夫斯卡、加布里埃尔·雷芬伯格等等，还包括来自 kilku.com 网站的伊达利亚·斯密奇恩斯卡。

要特别感谢我的另一位挚友乔纳森·肖。也谢谢克日什托夫·柯西奥，一直鼓励我不断创新。谢谢伊莱恩·沃德和我的其他几位督导老师，教导我要以人为本。我要谢谢我的家人，特别是梅乐妮亚·米尔尼克，还有我丈夫的亲戚，迈克尔和特蕾莎·莫里森夫妇。

我的丈夫斯考特·史密斯几乎全程都陪在我身边。他倾听并照顾我的需要，我感受到被听见、被看见，我的需要得到了满足。

| 附　录 |

适合失智症患者的同理心表达方式

关爱：你需要一个拥抱吗？你想有人握住你的手吗？

欣赏：你想知道我是否喜欢你所做的事吗？

真实：你希望遵循自己的内心来说话或做事吗？你想要坦诚表达吗？

自主：你想要自主选择吗？

关怀：你想知道我是否在乎你吗？你需要帮助吗？

清晰：你想知道正在发生什么吗？

陪伴：你想有个人陪你吗？你想要有一个人坐在你旁边吗？

同情：你想要其他人理解这对你来说有多难吗？

能力 / 效率：你希望做自己想做的，对吗？你希望事情能更如你所愿吗？

一致性：你是不是希望事情的发展都有章可循？你是不是希望人们都能言行一致？

贡献：你是不是希望能奉上一己之力？

合作：你希望每个人都能彼此协作吗？

创造力：你想要探索自己吗？你想用音乐（艺术、手工制作、舞蹈）来表达自己吗？

平等 / 公平：你是不是认为每个人的存在都有价值？

自由：你是不是想自己决定什么对你是有效的？

诚实：你是不是想让大家由衷地表达？

认同感：你是不是想参与进来？你想让大家讲慢一点吗？

重要性：你是不是想知道自己是否重要？你想知道我是否在乎你的需要吗？

意义：你想做一些对你来说重要的事情，是吗？

哀悼：你想表达你有多难过吗？

相互性：你希望大家都能互相帮助吗？

秩序：你是不是希望很容易就能找到物品？你想了解身边发生了什么吗？

参与：你是不是希望有发言权？想参与其中？希望大家慢一点走？

平和：你想要安静（平静、轻松）一会儿吗？

玩耍：你想要轻松一下吗？你是否想做自己喜欢做的？

可预测：你想要知道会发生什么，是吗？

目的：你想知道这样做的目的吗？你想知道我们接下来要做什么吗？

尊重：你想要被尊重吗？你希望被考虑在内吗？

安全 / 保护：你想知道自己是否会平安无事吗？你想要安全吗？

刺激：你想找点开心或新鲜的事情做吗？你想要冒险吗？

该列表改编自克拉拉林恩·努纳梅克收集并提供的适合家庭的语言需求列表。

非暴力沟通四要素

非暴力沟通四要素	
清晰地、不带指责或批评地 表达自己	带着同理心倾听对方， 而不解读为指责或批评
观察	
1. 我所观察到的（看到的、听到的、记忆里的、想象的、不带自己的评价） 是否为我的幸福做出了贡献： "当我（看，听）……"	1. 你所观察到的（看到的、听到的、记忆里的、想象的，而不是你所评价的） 是否为你的幸福做出了贡献： "当你（看、听）……" （有时会以静默的方式同理倾听）
感受	
2. 与我的观察相关联，我的感受（情绪、知觉而非想法）： "我感到……"	2. 与你的观察相关联，你的感受（情绪、知觉而非想法）： "你感到……"
需要	
3. 引发我感受的根源是我所需要或看重的（而不是偏好或特定的行为）： "……因为我需要／看重……"	3. 引发你感受的根源是你所需要或看重的（而不是偏好或特定的行为）： "……因为你需要／看重……"
请求	
为了服务于我的生命需要，清晰地表达请求而不是要求	同理倾听什么请求能服务于你的生命需要，而不是听到任何要求
4. 我想采取的具体行动是： "你愿意试试……吗？"	4. 你想采取的具体行动是： "你愿意试试……吗？" （有时会以静默的方式同理倾听）

非暴力沟通

非暴力沟通的传播有近半个世纪，跨越 60 个国家，出版发行了 200 多万册书籍，被翻译成 35 种语言，原因只有一个：有效。

从家中的卧室到董事会议室，从教室到战区，非暴力沟通（NVC）每天都在改变着人们的生活。NVC 提供了一种易于掌握、行之有效的方法，可以化干戈为玉帛，和平地解决冲突和痛苦。它通过洞察我们言行背后未被满足的需要，减少对抗，治愈痛苦，增进关系。世界各地的企业、学校、监狱和调解中心都在教授 NVC。随着各个机构、企业和政府将非暴力沟通的意识融入其组织结构和领导方式，一场场文化变革正在悄然上演。

大部分人都想掌握一些技巧，从而能够改善关系、自我赋能或者哪怕只是让沟通更有效。很不幸的是，我们绝大多数人从一出生就被教育如何竞争、评判、命令和诊断，用是非对错来思考和交流。这些思考和说话的模式会妨碍交流，制造误解，带来挫败感。更糟糕的是，它们会导致愤怒和痛苦，甚至引发暴力。虽然这并非人们的本意，但即使是最好的意图也会带来没有必要的冲突。

NVC 帮助我们深入内心，去探究我们内在鲜活的生命状态，以及我们的行为是如何建立在我们希望满足的需要上的。我们发展了一套词汇来清晰地表达我们内在的感受和需要。当我们理解和承认了我们的需要，我们便有了基础使得一段良好的关系得以建立。全球已有成千上万的人借由这个简单却具有革命性的转化路径成功地改善了他们的关系和生活，请加入我们吧。

有关非暴力沟通的更多信息，请联系非暴力沟通中心，地址如下
Center for Nonviolent Communication (CNVC)
9301 Indian School Rd, NE, Suite 204
Albuquerque, NM 87112-2861 USA
Website: www.CNVC.org
Email: cnvc@CNVC.org
Ph: 505-244-4041-U.S . Only 00-255-7696 - Fax: 505-247-0414